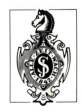

Stephan Volk

■ Schlafstörungen

Springer-Verlag
Berlin Heidelberg New York
London Paris Tokyo
Hong Kong Barcelona
Budapest

Mit 31 Abbildungen, davon 4 in Farbe

ISBN 3-540-59019-6
Springer-Verlag Berlin Heidelberg New York

Dieses Werk ist urheberrechtlich geschützt. Die dadurch begründeten Rechte, insbesondere die der Übersetzung, des Nachdrucks, des Vortrags, der Entnahme von Abbildungen und Tabellen, der Funksendung, der Mikroverfilmung oder der Vervielfältigung auf anderen Wegen und der Speicherung in Datenverarbeitungsanlagen, bleiben, auch bei nur auszugsweiser Verwertung, vorbehalten. Eine Vervielfältigung dieses Werkes oder von Teilen diese Werkes ist auch im Einzelfall nur in den Grenzen der gesetzlichen Bestimmungen des Urheberrechtsgesetzes der Bundesrepublik Deutschland vom 9. September 1965 in der jeweils geltenden Fassung zulässig. Sie ist grundsätzlich vergütungspflichtig. Zuwiderhandlungen unterliegen den Strafbestimmungen des Urheberrechtsgesetzes.

© Springer-Verlag Berlin Heidelberg 1995
Printed in Germany

Redaktion: Ilse Wittig, Heidelberg
Umschlaggestaltung: Bayerl & Ost, Frankfurt
unter Verwendung einer Illustration von Greg Couch,
The Image Bank
Innengestaltung: Andreas Gösling, Bärbel Wehner, Heidelberg
Herstellung: Claudia Seelinger, Heidelberg
Satz: Datenkonvertierung durch Springer-Verlag
Druck: Druckhaus Beltz, Hemsbach
Bindearbeiten: J. Schäffer GmbH & Co. KG, Grünstadt
67/3130 – 5 4 3 2 1 0 – Gedruckt auf säurefreiem Papier

Inhaltsverzeichnis

1 Der ungestörte Schlaf 1
Einführung 1
Schlafen und träumen: die Ergebnisse
der Schlafforschung 3
Veränderungen im Laufe des Lebens 13
Schlafdauer und Schlafbereitschaft 16
Die Funktion des Schlafes 24

2 Der gestörte Schlaf 28
Was versteht man unter Schlafstörungen? 28
Diagnostische Einordnung 29
Wie häufig treten Schlafstörungen auf? 30
Wer leidet unter Schlafstörungen? 33
Schlafmedizin 35
Diagnostische Schritte zur Abklärung
einer Schlafstörung 36

**3 Ein- und Durchschlafstörungen
(Hyposomnien)** 59
Äußere Störfaktoren des Schlafes 60
Schlaflosigkeit ohne psychische
und körperlicheUrsachen 67
Schlafstörungen bei
psychischen Erkrankungen 73

Schlafstörungen bei
körperlichen Erkrankungen 78
Medikamentöse Behandlung 79
Therapien ohne Medikamente 100

4 Schlafen zur falschen Zeit (Hypersomnien) 113
Nächtliche Störungen der Atmungsregulation 115
Anfallartiger Schlafdrang (Narkolepsie) 130
Außergewöhnliche Tagesschläfrigkeit 142

5 Schlafstörungen durch unruhige, ruhelose Beine 145

6 Störungen des Schlaf-Wach-Rhythmus 150
Schlafstörungen durch Schichtarbeit 150
Zeitzonenverschiebungen durch
Transmeridianflüge 154
Seltenere Störungen des
Schlaf-Wach-Rhythmus 158

7 Parasomnien 163
Schlafwandeln 163
Nachtängste 170
Alpträume 171
Seltenere Störungen 174

8 Schlafstörungen bei Kindern 176
Zubettgehprobleme 176
Verzögertes Einschlafen 178
Durchschlafstörungen 179
Früherwachen 180

9 Schlafstörungen im Alter 182

Anhang 187
Adressen von Schlaflabors 187
Fragebogen: Sind Sie ein
Morgen- oder Abendtyp? 190
Fragebogen für Patienten
mit Schlafstörungen 197
Fragebogen zur Müdigkeit 201

Literatur 202

Abbildungsnachweis 206

Sachverzeichnis 207

1 Der ungestörte Schlaf

Schlaf! O holder Schlaf!
Du Pfleger der Natur!
Schlaf, oh sanfter Schlaf!
Du liebreiche Amme der Natur!
William Shakespeare

Einführung

Schon immer beschäftigte sich die Menschheit mit dem Phänomen des Schlafes (Abb. 1). So wird im alten Testament, im ersten Buch Mose beschrieben, wie Gott in der Schöpfungsgeschichte dem Menschen den Schlaf schenkte. Östliche Religionen bezeichneten den Schlaf als den wahren, eigentlichen Zustand des Menschen. Alte christliche und jüdische Lehren betrachteten den Schlaf als wenig erstrebenswert. In der griechischen Mythologie werden der sanfte Schlaf (Hypnos) und der mitleidlose Tod (Thanatos), beide Zwillingsbrüder der Nachtgöttin Nyx, in engster Verwandtschaft gesehen (Abb. 2).

Den Schlaf kann man allgemein als einen zeitlich begrenzten Ruhezustand beschreiben, währenddessen zielgerichtete Handlungen des Menschen nicht vorkommen. Wir selbst erleben den Schlaf als einen Zustand

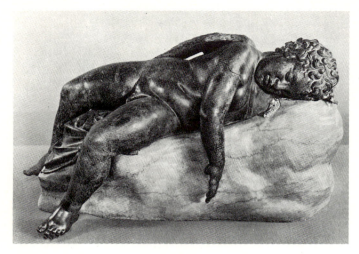

Abb. 1. Schlafender Eros. 200 v. Chr. New York, The Metropolitan Museum of Art.

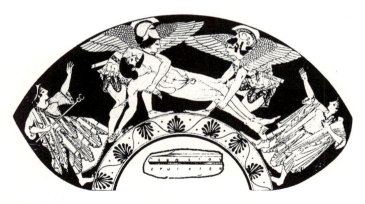

Abb. 2. Hypnos und Thanatos tragen den Leichnam des Memnon, Griechische Schale, Ende des 6. Jhd. v. Chr. London, Brit. Museum.

fehlender Bewußtheit. Der Schlaf kann jederzeit durch ausreichend starke Außenreize unterbrochen werden, und unterscheidet sich so vom Koma oder Tod.

Für die meisten Menschen ist der Schlaf ein so selbstverständlicher Zustand, daß sie nicht darüber nachdenken. Ist der Schlaf aber häufiger bzw. anhaltend gestört, so verliert er seine Selbstverständlichkeit. Man denkt darüber nach, warum und wodurch man nicht schläft, und wie man wieder ungestört schlafen kann.

Hier ist auch der Ansatzpunkt der Schlafmedizin und der modernen Schlafforschung.

Schlafen und träumen: die Ergebnisse der Schlafforschung

Mit der Möglichkeit, die Sinnestätigkeit und Veränderungen von Körperfunktionen im Schlaf zu messen, löste sich der Schlaf aus der Domäne mystischer und philosophischer Betrachtung. Die wissenschaftliche Erforschung des Schlafes begann.

Über die Festigkeit des Schlafes

Ende des 19. Jahrhunderts untersuchte der deutsche Physiologe Kohlschüttler die sogenannte Festigkeit des Schlafes. Während der Nacht ließ er aus unterschiedlicher Höhe einen Pendelhammer auf einen Amboß schlagen und vereinbarte mit seinen Versuchspersonen, sie sollten die Hand heben, wenn sie durch dieses Geräusch wach geworden seien. Nach vielen Versuchsreihen konnte Kohlschlüter einen nach wie vor wichtigen Befund erheben: Er wies nach, daß die von ihm verursachten Geräusche zu Beginn des Schlafes besonders laut sein mußten, um den Schlafenden zu wecken, während die erforderliche Lautstärke im weiteren Verlauf der Nacht immer geringer ausgeprägt sein mußte, um denselben Effekt, nämlich das Aufwachen aus dem Schlaf, zu bewirken.

Der schlafende Mensch ist also am Anfang einer Nacht schwerer zu wecken, d. h. er schläft tiefer. Die Aufweckschwelle sinkt im Verlauf der Nacht dann ab, die Chance aufzuwachen steigt.

Hirntätigkeit und Schlaftiefe

Durch die von dem Jenaer Wissenschaftler Hans Berger in den 20er Jahren dieses Jahrhunderts entdeckte Möglichkeit, von der Schädeloberfläche elektrische, vom Gehirn produzierte Ströme als Ausdruck der Gehirntätigkeit mit auf der Kopfhaut befestigten Silberplättchen zu erfassen, wurde es Ende der 30er Jahre möglich, die Hirntätigkeit auch während des Schlafes zu erfassen.

Die Ära der neueren Schlafforschung ist eng mit den Namen der amerikanischen Forscher Loomis, Davis und Mitarbeitern verknüpft. Sie beobachteten den Schlafenden nicht nur, sondern untersuchten auch seine Hirnströme. Dabei stellten sie fest, daß sich mit zunehmender Tiefe des Schlafes die gemessene elektrische Hirntätigkeit verlangsamt und gleichzeitig die Höhe der Hirnwellen zunimmt.

Über diese frühen Erkenntnisse der Schlafforschung hat Nathaniel Kleitmans, der als Nestor der modernen Schlafforschung gilt, bereits 1939 ein immer noch lesenswertes Standardwerk *(Sleep and Wakefulness)* verfaßt. Kleitmann war einer der ersten Forscher, die die verschiedenen Körperfunktionen im Schlaf untersuchten. Seine Feststellungen sind prinzipiell noch bis heute gültig, wurden aber entscheidend modifiziert.

Ein neu entdeckter Schlafzustand: Rapid Eye Movement Sleep (REM)

Ein Schüler Kleitmans, Eugene Aserinsky, beobachtete 1952 erstmals, daß während des Schlafs plötzlich Phasen auftreten, in denen sich die Augen schnell hin- und herbewegen. Dieser Schlafzustand wurde als »rapid eye movement sleep« (REM-Schlaf) bezeichnet.

In den folgenden Jahren untersuchte William Dement, ein weiterer Pionier der modernen Schlafforschung aus den Vereinigten Staaten, dieses Phänomen genauer. Er stellte fest, daß Versuchspersonen, die aus diesem Schlafzustand geweckt wurden, häufig über Träume berichteten.

Neben den raschen Bewegungen der Augen fand man auch, daß die Hirntätigkeit in diesem Schlafzustand der des Wachseins ähnlich ist. Mit dieser Entdeckung begann der Aufschwung der physiologisch geleiteten Traumforschung. Aber schon 1960 konnte der amerikanische Traumforscher David Foulkes in Weckexperimenten aufzeigen, daß wir nicht exklusiv im REM-Schlaf träumen, sondern Träume auch in anderen Schlafzuständen vorkommen.

Der Traum

Die Philosophen Descartes, Leibnitz und Kant glaubten, daß der Mensch während des Schlafes ständig denkt und träumt (Abb. 3).

Der Begründer der Psychoanalyse, Sigmund Freud, nannte den Traum den Hüter des Schlafes. Nach seiner Theorie wandelt der Traum unerfreuliche Einflüsse auf den Schlaf, z. B. im Wachzustand nicht erfüllbare, unbewußte Wünsche, durch die sogenannte Traumarbeit in

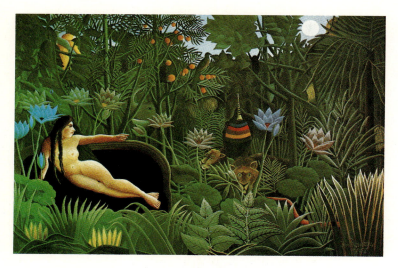

Abb. 3. Der Traum der Yadwigha. (Henri Rousseau, 1910).

mit dem Schlafenkönnen vereinbare Tatbestände um. Dementsprechend wird dann das Traumgeschehen gestaltet. Aus der Analyse der Traumberichte kann dann die eigentliche Bedeutung, von Freud als latenter Trauminhalt bezeichnet, erkannt und der Sinn eines Traumes gedeutet werden.

Die Möglichkeit, den Schlafenden aus dem REM-Schlaf zu wecken, verlagerte das Schwergewicht der Traumforschung von der psychoanalytischen Deutung von Träumen hin zur Beschreibung ihrer Inhalte sowie ihrer Bild- und Lebhaftigkeit bzw. Farbigkeit. Es wurde festgestellt, daß REM-Träume ichbezogen, lebhaft und bilderreich, phantastisch und bisweilen bizarr sind. Manche Traumforscher betonen besonders die Farbigkeit der Traumbilder.

Einige Hinweise sprechen dafür, daß die schnellen Augenbewegungen im REM-Schlaf in einem Zusammenhang mit der Vielgestaltigkeit von Traumbildern stehen. Auch konnte die Schlaf- und Traumforscherin Inge Strauch zeigen, daß der mimische Ausdruck von Gesichtspartien, der am Tag mit angenehm bzw. unangenehm erlebten Gefühlen einhergeht, im REM-Schlaf die positive bzw. negative Stimmung in den Träumen ausdrückt. Träume, die nach dem Wecken aus anderen Schlafzuständen berichtet wurden, sind weniger leb- und bildhaft und können oft nur in Fragmenten wiedergegeben werden. Das Traumgeschehen ist weniger phantasievoll und entspricht mehr den Gedankengängen eines wachen Menschen.

Das Stadienkonzept des Schlafes

Loomis et al. entwickelten bereits 1937 aufgrund ihrer Beobachtungen der Hirntätigkeit während des Schlafes ein sogenanntes A, B, C, D, E-System zur Beschreibung des Schlafverlaufs. Die Buchstaben des Alphabets stehen für einen sich in Stadien vertiefenden Schlaf.

Nach der Entdeckung des REM-Schlafes mußten die Schlafforscher dieses Stadienkonzept revidieren, u.a. auch weil sie erkannten, daß die ausschließliche Aufzeichnung des Hirnstromwellenmusters zur Beschreibung des Schlafes nicht ausreiche. Die Amerikaner Alan Rechtschaffen und Anthony Kales entwickelten deshalb im Jahre 1968 ein neues Klassifikationssystem des Schlafes, das auch heute noch Gültigkeit besitzt (Abb. 4).

Nach diesem Klassifikationssystem wird der Schlaf in fünf voneinander unterscheidbare Stadien eingeteilt: vier Non-REM-Stadien und ein REM-Stadium. Um eine solche Einteilung des Schlafes vorzunehmen, ist es erforderlich, neben der Hirnaktivität auch die Augenbewegun-

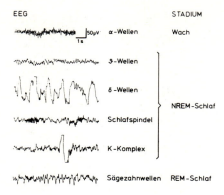

Abb. 4. Schema der Schlafstadien und Hirnwellenmuster.

gen und die Muskelspannung mit Elektroden zu erfassen und all diese Signale kontinuierlich während einer Nacht mit speziellen Aufnahmegeräten (Polygraphen) aufzuzeichnen. So können die verschiedenen Wellen- und Erregungsmuster, die für das jeweilige Schlafstadium charakteristisch sind, zugeordnet werden (Abb. 5).

Der Schlafverlauf

Der typische Schlafverlauf Erwachsener läßt sich folgendermaßen beschreiben:
Gehen wir zu Bett und schließen die Augen, beginnt der Einschlafvorgang mit dem Rollen der Augen. Die Hirntätigkeit beginnt sich zu verlangsamen. (Schlafstadium 1). Dieses Schlafstadium ist noch instabil. Man wacht leicht wieder auf. Die meisten Erwachsenen schlafen innerhalb von 5 bis 10 Minuten ein. Etwa ein Viertel benötigt länger, teilweise bis zu 30 Minuten.

Abb. 5.a Schlafender mit Elektroden **b** Schemazeichnung.

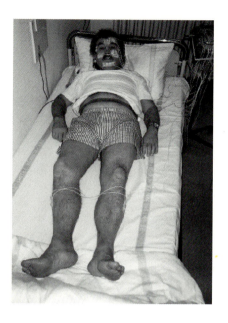

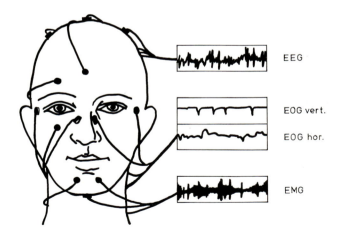

In der Regel vertieft sich der Schlaf von nun an weiter. Das Hirnstromkurvenbild verlangsamt sich weiter, die Muskelspannung läßt nach. Jetzt treten typische Wellenmuster, sogenannte K-Komplexe und Schlafspindeln auf. Der Schlafende ist in das Schlafstadium 2 übergegangen.

Die Muskelspannung sinkt noch weiter ab. Immer höhere und langsamere Wellen leiten den Übergang in den Tiefschlaf ein. Hohe und regelmäßige Hirnwellen bestimmen zunächst nur einen Teil der Hirntätigkeit (Schlafstadium 3), um schließlich gänzlich zu überwiegen (Schlafstadium 4). Ein bis zwei Stunden nach dem Einschlafen endet die erste Tiefschlafphase, häufig in zeitlichem Zusammenhang mit einer Körperdrehbewegung (»movement time«). Für kurze Zeit wechseln wir wieder in die Leichtschlafstadien 1 oder 2. Es kann auch sein, daß wir kurz aufwachen.

Danach beginnt das 5. Schlafstadium, der REM-Schlaf. Die Muskelspannung ist jetzt ganz niedrig. Die Augen bewegen sich in Salven. An die Zacken eines Sägeblatts erinnernde Hirnstromwellen treten auf. Diese erste REM-Phase dauert meist nur einige Minuten. Ihr Ende markiert gleichzeitig das Ende des ersten Schlafzyklus.

Weitere Schlafzyklen folgen. Jeder Schlafzyklus, von denen wir zwischen 3 und 5 in jeder Nacht durchlaufen, dauert, wie der Schlafforscher Hartmut Schulz nachwies, zwischen 80 und 110 Minuten.

Der Anteil des Tiefschlafes nimmt von Zyklus zu Zyklus ab. Die REM-Phasen aber werden länger. Die Dichte der schnellen Augenbewegungen in den folgenden REM-Phasen nimmt ebenfalls zu. Parallel zur Abnahme des Tiefschlafes wird mit Zunahme der in Leichtschlafstadien verbrachten Schlafzeit die Wahrscheinlichkeit aufzuwachen größer.

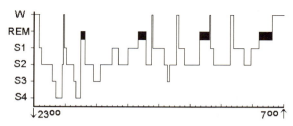

Abb. 6. Schlafprofil.Polysomnogramm einer 23-jährigen gesunden Probandin. ↓: Licht aus, ↑: Licht an, W. Wach, REM:, REM-Schlaf, S1-S4: Schlafstadien S1 bis S4.

Wir wachen fast alle mindestens einmal nachts auf. Der stärkste Weckreiz ist übrigens eine gefüllte Harnblase, die uns zu einem Toilettengang veranlaßt. Etwa ein Drittel der Schläfer wacht mehrmals, meist für kurze Zeit nachts auf. Wir erinnern uns aber nur an die Wachzeiten, die einige Zeit lang gedauert haben.

Die häufigsten Gründe, warum wir am Morgen erwachen, sind Wecker und das Bewußtsein, daß wir aufstehen müssen. Nicht so häufig ist das spontane Erwachen.

Der zyklische Aufbau und die beschriebene Architektur des Schlafes, zu der die Abnahme des Tiefschlafes und die Zunahme des REM-Schlafes im Verlauf einer Nacht zählen, sind die typischen physiologischen Charakteristika des normalen Schlafablaufes (Abb. 6).

Änderung von Körperfunktionen im Schlaf

Vegetative Funktionen: Nach dem Einschlafen nimmt die Herzfrequenz ab. Ein Minimum wird nach 1 bis 2 Stunden erreicht. Auch der Blutdruck fällt ab. Die Muskulatur entspannt sich im Schlaf. Die Atmung wird regelmäßig, langsam und tiefer.

Die Körpertemperatur fällt während der Nacht um einige Zehntel Grad ab, erreicht ein Minimum in den frühen Morgenstunden und steigt zum Morgen hin wieder an. Untersuchungen haben gezeigt, daß die Bereitschaft zu schlafen dann am größten ist, wenn die Körpertemperatur ihr Minimum erreicht hat.

Besonderheiten vegetativer Funktionen im REM-Zustand: Im REM Schlaf kommt es zu einer Aktivierung körperlicher Funktionen. Die Atmung wird unregelmäßig, die Herzfrequenz schwankt, und der Blutdruck steigt. Die Hirndurchblutung nimmt zu. Die Spannung der Muskulatur ist niedrig, die Anzahl der Körperbewegungen entspricht der während Leichtschlafstadien. Regelhaft kommt es zu einer Mehrdurchblutung der Scheide bei Frauen, bei Männern treten Peniserektionen auf.

Ausschüttung von Hormonen im Schlaf: Das hormonelle System bleibt im Schlaf aktiv. Die Ausschüttung einiger Hormone ist schlafabhängig. Dies gilt z. B. für das Renin, das für die Nierenfunktion wichtig ist, aber auch für das Wachstumshormon. Ihr Spiegel ist in den ersten Stunden des Schlafes am höchsten. Die Ausschüttung des Streßhormons Kortison sinkt während des Schlafs zunächst. Zwischen 2 und 3 Uhr morgens steigt sie wieder an. Die Steuerung erfolgt durch eine übergeordnete, rhythmologische Kontrolle und folgt einem zirkadianen Rhythmus mit einem Hoch und einem Tief innerhalb von 24 Stunden, unabhängig von den Schlafzyklen.

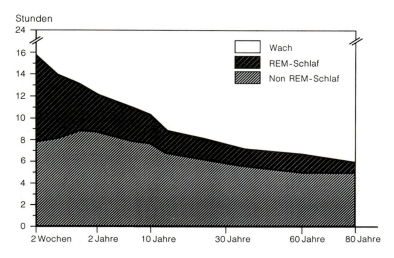

Abb. 7. Veränderung des Schlafes in Abhängigkeit vom Lebensalter.

▮ Veränderungen im Laufe des Lebens

Die wesentlichen Merkmale des Schlafes entwickeln sich schon während der frühen Kindheit. Von der Geburt bis zum Kleinkindalter verlagert sich der Schlaf immer mehr in die Nachtstunden. Der Anteil der im REM-Schlaf verbrachten Zeit verringert sich bis zum Schulkindalter von der Hälfte auf ein Viertel der Nacht. Je älter wir werden, um so kürzer schlafen wir (Abb. 7).

Der Schlaf des Ungeborenen und Neugeborenen

Etwa von der 24. Schwangerschaftswoche an können Hirnwellenmuster, die denen des REM-Schlafes ähneln, bei Feten registriert werden. Von der 36. Schwangerschaftswoche an entwickelt sich dann eine Differenzierung des Schlafmusters. Noch wird der überwiegende Teil des Schlafes im Mutterleib im REM-Schlaf verbracht. Bei der Geburt fällt der Anteil an REM-Schlaf auf etwa die Hälfte der Schlafzeit ab.

Ein Neugeborenes schläft durchschnittlich 16 von 24 Stunden. Schlafphasen und Wachzeiten verteilen sich über 3 oder 4 Perioden während des Tages und der Nacht. Die einzelnen Schlafzyklen dauern 60 Minuten und sind somit kürzer als beim Erwachsenen.

Der Schlaf von Babys und Kleinkindern

Einjährige schlafen noch etwa 14 Stunden, zweijährige 12 Stunden. Die Schlafzeiten verlagern sich zunehmend auf die Nacht. Schlaf am Tag konzentriert sich auf den Mittagsschlaf. Durchschlafen stellt sich bei Kleinkindern unterschiedlich spät ein. Fast alle Kinder schlafen aber nach dem 3. Lebensjahr durch. Vom 5. Lebensjahr an entfällt in aller Regel auch der Mittagsschlaf (Abb. 8).

Der Schlaf von Schulkindern und jungen Erwachsenen

Der Anteil der im REM-Schlaf verbrachten Zeit sinkt von der Geburt an über die frühen Jahre der Kindheit sukzessive ab. So verbringen 8- bis 12jährige nur

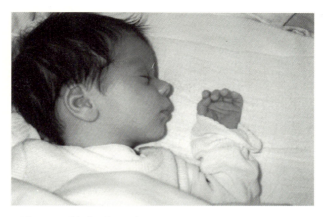

Abb. 8. Schlafendes Baby.

noch 18 % der Nacht im REM-Schlaf. Dies entspricht schon in etwa dem Anteil bei Erwachsenen. Ein Viertel der Nacht wird im Tiefschlaf verbracht. Die Gesamtschlafdauer reduziert sich bis zum 20. Lebensjahr stetig auf 7 bis 9 Stunden.

Der Schlaf des Erwachsenen

Der Tiefschlafanteil reduziert sich weiter auf ca. 5 % der gesamten Schlafenszeit bis zum Ende des 4. Lebensjahrzehnts. Nächtliches Erwachen wird häufiger. Ebenso wird die Zeitspanne, die vergeht, bis man wieder einschläft, länger. Ansonsten kommt es zu keinen weiteren Änderungen der Schlafarchitektur des Erwachsenen.

▪ Der Schlaf des älteren und alten Menschen

Vom 60. Lebensjahr an, bei Männern früher und stärker ausgeprägt als bei Frauen, geht der Anteil des Tiefschlafs weiter zurück. Dabei nehmen vor allem die langsamen Hirnwellen, die diesen Schlafzustand charakterisieren, an Höhe ab. Es dauert auch länger, bis man nach dem Schlafengehen einschläft. Die Weckschwelle sinkt, Geräusche wecken leichter auf. Ältere Menschen wachen nachts häufiger auf und sind dann auch über längere Zeit wach.

Insgesamt schlafen ältere Menschen jedoch nur etwas weniger als in jungen Jahren. Die Neigung, tagsüber ein Nickerchen zu halten, ist bei alten Menschen weit verbreitet.

Diese normalerweise mit dem Altern einhergehenden Veränderungen des Schlafes treten aber keineswegs zwangsläufig auf. Auch bei über 80jährigen findet man durchaus häufig »jugendliche« Schlafprofile.

▪ Schlafdauer und Schlafbereitschaft

▪ Wie lange schläft der Mensch?

Ein Drittel unseres Lebens verbringen wir im Schlaf. Erwachsene schlafen durchschnittlich 7 1/2 Stunden, Frauen etwas weniger, alle etwas länger an Wochenenden und im Urlaub.

Die übliche Schlafdauer, wenn nicht ein Wecker oder die Erfordernisse der Arbeitswelt uns stören (z. B. nächtliche Bereitschaftsdienste o.ä.), liegt zwischen 6 und 9 1/2 Stunden. Das individuelle Schlafbedürfnis wird wahrscheinlich deutlich durch Erbfaktoren beeinflußt (Abb. 9).

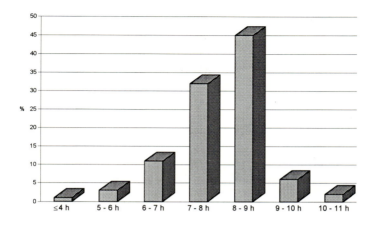

Abb. 9. Verteilung der Schlafdauer in der Bevölkerung.

Dem Schlafforscher Anthony Kales zufolge fühlen wir uns am wohlsten, leben am gesündesten und deshalb länger, wenn wir durchschnittlich 7 bis 8 Stunden schlafen.

Kurz- und Langschläfer

Von berühmten Personen der Zeitgeschichte ist überliefert, daß sie extreme Kurz- oder Langschläfer waren. Immer wieder werden in diesem Zusammenhang Napoleon als typischer Kurzschläfer und Albert Einstein als typischer Langschläfer angeführt. Untersuchungen des Schlafes bei ausgeprägten Kurz- bzw. Langschläfern haben gezeigt, daß Langschläfer mehr Zeit im REM-Schlaf verbringen als Kurzschläfer. Der Tiefschlafanteil unterscheidet sich jedoch nicht (Abb. 10).

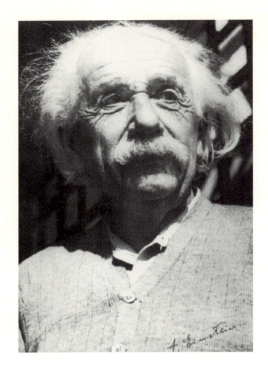

Abb. 10 a Langschläfer Einstein,

Es ist ausgesprochen selten, daß Menschen ohne Schlafstörungen weniger als 3 bis 4 Stunden bzw. mehr als 10 Stunden schlafen. Der amerikanische Schlafforscher Dan Kripke und dessen Mitarbeiter haben im Jahre 1979 nach einer Befragung von fast einer Million Einwohner Kaliforniens aufzeigen können, daß fast die Hälfte der Befragten zwischen 8 und 9 Stunden, ein Drittel zwischen 7 und 8 Stunden, aber nur 0,4 % zwischen 3 und 4 Stunden und lediglich 0,1 % weniger als 3 Stunden schläft.

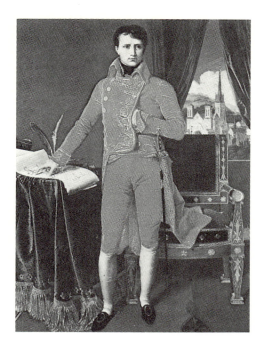

Abb. 10 b Kurzschläfer Napoleon.

Einzelfälle extremer Kurzschläfer, wie die von dem englischen Schlafforscher Ray Meddis untersuchte 70jährige ehemalige Krankenschwester, die lebenslang mit nur einer Stunde Schlaf auskam und sich leistungsfähig fühlte, sind in der Literatur wiederholt beschrieben worden. Sie sind faszinierend, aber wie gesagt nur Einzelfälle.

Ob man nun eher ein Kurz- oder Langschläfer ist, ist letztendlich ohne größere Bedeutung, solange wir den Schlaf als erholsam empfinden. Ältere Überlegungen, daß sich Langschläfer in Persönlichkeitszügen, Kreativität oder Entscheidungsfreude von Kurzschläfern unterscheiden, haben neuere Forschungsergebnisse nicht bestätigen können.

Morgentypen und Abendtypen

Zu welcher Zeit wir am Abend zu Bett gehen, wird wesentlich durch den Lebensstil und die Erfordernisse des Arbeitslebens bestimmt. Ein weiterer, durchaus wichtiger Faktor ist, ob wir eher Morgen- oder Abendtypen sind.

Für die Morgentypen gilt die alte Volksweisheit: »Früh zu Bett und früh wieder auf, gibt gesunden Lebenslauf«. Sie sind sogenannte »Lerchen«, erwachen morgens meistens spontan, fühlen sich wach und erfrischt. Ihre Leistungsfähigkeit ist in den Vormittagsstunden am größten, gegen den späteren Nachmittag werden sie müde und gehen dann oft weit vor Mitternacht ins Bett. Diesen stehen die »Eulen« gegenüber, auch »Morgenmuffel« genannt, die morgens müde und oft schlecht gelaunt sind, erst am Nachmittag ihre volle Energie und Leistungsfähigkeit entfalten und dann abends spät ins Bett gehen. Abendtypen sind insgesamt eher schlechtere Schläfer als Morgentypen.

Auch in physiologischer Hinsicht unterscheiden sich »Lerchen« von »Eulen«. Hier spielt der zyklische Verlauf der Körpertemperatur eine Rolle. Das Temperaturhoch, das immer gegen Abend auftritt, wird bei Morgentypen etwa eine Stunde früher als bei Abendtypen erreicht. Mit zunehmendem Lebensalter beobachtet man häufig einen Wechsel vom Abend- zum Morgentyp.

Arbeitsphysiologische Untersuchungen weisen darauf hin, daß sich Morgentypen schlechter auf Schichtarbeit einstellen können. Morgentypen, so die Ergebnisse einer unserer Untersuchungen, tolerieren auch eine Verkürzung ihres Schlafes schlechter als Abendtypen.

Die meisten Menschen sind jedoch keine ausgesprochenen Morgen- oder Abendtypen, sondern eher Mischtypen, die zwischen den beiden Gruppen liegen.

Ob man eher ein Morgen- oder Abendtyp ist, kann man übrigens durch die Beantwortung eines die Schlaf- und Lebensgewohnheiten betreffenden Fragebogens bestimmen, den der englische Schlafforscher Jim Horne zusammen mit dem Schweden Olov Oestberg entwickelte (s.S. 190-196).

▪ Gute und schlechte Schläfer

Die Schlafmedizin muß berücksichtigen, daß es in der Bevölkerung habituell gute und schlechte Schläfer gibt. Wird eine große Anzahl von Schläfern bezüglich der Qualität ihres Nachtschlafes befragt, so bekommt man häufig zur Antwort: »Ich schlafe schon immer gut, tief

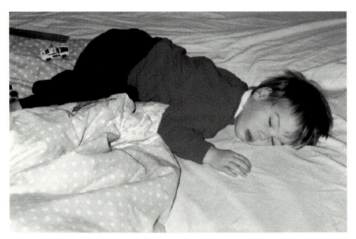

Abb. 11. Mittagsschlaf eines Kleinkindes.

und fest«. Andere aber berichten davon, eigentlich schon immer einen leichten Schlaf gehabt zu haben und rasch durch Geräusche geweckt zu werden. Sie brauchen auch einige Nächte, bis sie in ungewohnter Umgebung, z. B. in Hotels, einigermaßen gut schlafen können. Bei diesen sogenannten schlechten Schläfern liegt jedoch keine behandlungsbedürftige Schlafstörung vor. Dennoch unterscheiden sich gute von schlechten Schläfern. Schlechte Schläfer wachen nachts häufiger auf, die nächtliche Herzfrequenz ist höher, und sie atmen schneller.

Schlaf am Tag

Schlafen beschränkt sich nicht auf die Nachtzeiten. Schichtarbeiter müssen beispielsweise tagsüber schlafen, um während der Nachtschicht wach und leistungsfähig zu sein. Kleine Kinder, aber auch alte Menschen halten Mittagsschlaf (Abb. 11). Auch zahlreiche Berufstätige in

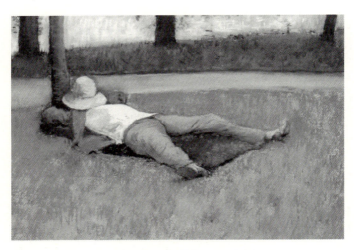

Abb. 12. La sieste (Gustave Caillebotte, 1877)

den Mittelmeerländern (»Siestagesellschaften«) legen einen Mittagsschlaf ein (Abb. 12).

Der Münchner Schlafforscher Jürgen Zulley untersuchte in diesem Zusammenhang Versuchspersonen isoliert von der Umwelt. Dabei hatten die Personen keine Information über die Tageszeit und keinerlei Beschäftigungsmaterial, konnten aber ansonsten ihren Tag frei gestalten. Unter diesen Bedingungen zeigte sich, daß der Mensch neben einer Hauptschlafphase in der Nacht eine um ca. 12 Stunden verschobene weitere, biologisch verankerte Schlafphase während des Tages ansteuert. Die Struktur des Tagschlafes unterschied sich im übrigen nicht von der des Nachtschlafs.

Im Alltag entspricht diese zweite Schlafphase dem Mittagsschlaf. Durch Einflüsse der Umwelt oder willkürliche Verhaltenskontrolle überspringen Erwachsene diese aber meistens. Wir bemerken diese Bereitschaft zu schlafen daran, daß wir mittags weniger leistungsfähig sind und uns müde fühlen.

Jürgen Zulley konnte nachweisen, daß die Schlafbereitschaft zu bestimmten Tageszeiten besonders hoch ist. Er senkte die »Schlafschwelle« ab, indem er die Versuchspersonen über 32 Stunden ins Bett legte. Sie durften keinerlei Beschäftigung nachgehen, wodurch die Schlafbereitschaft erhöht wurde. Er beobachtete, daß die Einschlafbereitschaft am Tag in einem 4-Stunden-Takt gegen 9, 13 und 17 Uhr besonders hoch war.

Das heißt, daß die zeitliche Grundstruktur der Schlafbereitschaft des Menschen einer 4stündigen Periodik, einem sogenannten ultradianen Rhythmus, folgt. Dies könnte auch erklären, warum viele Menschen nach 4 Stunden Schlaf in der Nacht aufwachen.

Ein entgegengesetztes Phänomen wies der israelische Forscher Perez Lavie nach. Er zeigte, daß die Schlafbereitschaft bei Erwachsenen in der Zeit um 19 Uhr am geringsten ist. Perez Lavie nannte diesen Zeitraum eine verbotene Zeit für Schlaf (»forbidden zone of sleep«).

Die Funktion des Schlafes

Alle aktuellen Theorien zu Schlaf und Traum, die mit den Namen der Schlafforscher Alexander Borbely, Jim Horne und Ian Oswald sowie Ernest Hartmann verbunden sind, schreiben beiden eine lebenserhaltende, regenerierende Funktion zu, die von zyklischen biorhythmischen Abläufen gesteuert wird.

Die Erholungsfunktion

Wie wichtig und notwendig der Schlaf für den Menschen ist, zeigen Schlafentzugsexperimente mit gesunden Versuchspersonen, die zwischen 50 und 520 Stunden lang wachgehalten wurden. Je länger sie nicht schlafen durften, desto auffälliger wurden sie. Wahnhafte Vorstellungen und das Gefühl, nicht mehr sie selbst zu sein, traten auf. Lern- und Gedächtnisaufgaben wurden immer schlechter und fehlerhafter gelöst. Nachdem die Versuchspersonen aber ausgiebig geschlafen hatten, waren sie wieder frisch, munter und leistungsfähig. Alle Auffälligkeiten verschwanden.

Der amerikanische Grundlagenforscher Alan Hobson geht davon aus, daß der Schlaf Teil verschiedener Energieerhaltungsstrategien ist, die es dem Menschen ermöglichen, mit seiner Umwelt umzugehen, Aufmerksamkeit, Konzentrationsfähigkeit, Gefühle und Motivation aufrechtzuerhalten.

Restaurative Theorien betonen in erster Linie den Erholungswert des Schlafes. Den Schlafzuständen werden dabei unterschiedliche Funktionen zugeordnet. So sollen sich im REM-Schlaf eher die Gehirnfunktionen erholen, vor allem jene, welche Lernen und das Gedächtnis betreffen. Es wurde vermutet, daß während des REM-Schlafes für uns unwichtige Informationen gelöscht werden, um Speicherplatz für Neues zu schaffen. Andere Forscher sehen die Funktion des REM-Schlafes eher darin, daß während dieser Zeit ein Informationstransfer vom Kurz- in den Langzeitgedächtnisspeicher stattfindet. Die anderen Schlafstadien sollen der Erholung körperlicher Funktionen dienen.

Schlafen und Wachen als biologischer Rhythmus

Eine rein restaurative Funktion des Schlafes erklärt aber z. B. nicht die Beobachtung, daß der Organismus auch nach einem längeren Schlafentzug nur einen relativ kurzen Erholungsschlaf braucht. Deshalb sind die Ergebnisse der Erforschung biologischer Rhythmen in die Überlegungen zur Funktion des Schlafes einzubeziehen.

Eine Vielzahl von Körperfunktionen unterliegt tagesrhythmischen Schwankungen. Auf die zirkadian modulierte Ausschüttung von Hormonen bzw. auf die ultradiane 4-Stunden-Periodik der Tagesmüdigkeit wurde bereits hingewiesen.

Die Steuerung dieser Rhythmen geschieht durch eine innere Uhr, die alle Menschen besitzen. Diese innere Uhr ist ausgesprochen klein. Es sind zwei winzige Ansammlungen von Nervenzellen, die etwa 2 bis 3 cm hinter den Augäpfeln oberhalb der Kreuzung der Sehnervenbahnen im Gehirn liegen. In Isolationsexperimenten, die der Biologe Jürgen Aschoff und der Physiker Rütger Wever durchführten, konnte gezeigt werden, daß diese innere Uhr, wenn sie nicht von der Außenwelt beeinflußt wird, eine Umlaufzeit von 24,7 bis 25,2 Stunden hat.

Da der Tag aber 24 Stunden hat, ist die innere Uhr unter alltäglichen Bedingungen auf diese Zeit eingestellt (zirkadian) und mit ihr die entsprechenden Körperfunktionen wie auch Schlafen und Wachen. Über den Tag hin werden wir, abgesehen von den Tiefpunkten unserer Wachheit zu bestimmten Tageszeiten (4-Stunden-Periodik), insgesamt gesehen immer müder, d. h. unsere Schlafbereitschaft steigt an, je weiter der Abend fortschreitet.

Spiegelbildlich zum Rhythmus der Müdigkeit verhält sich die Körpertemperatur. Zahlreiche Untersuchungen bestätigen einen engen Zusammenhang von rhythmischen Schwankungen der Körpertemperatur und Schlafbereitschaft.

Während des Tages liegt die Körpertemperatur deutlich höher als mitten in der Nacht. Wenn sie am niedrigsten ist, erreichen wir den Maximalpunkt unserer Schlafbereitschaft. Zum Morgen hin steigt die Körpertemperatur wieder an, und die Schlafbereitschaft nimmt ab.

Die Betrachtung des Schlafes als rhythmisch gesteuerten Prozeß erklärt einen wichtigen Teilaspekt, nämlich die zeitliche Plazierung von Schlaf- und Wachperioden.

Die Regulation von Schlafbedürfnis und Schlafbereitschaft

Alexander Borbely integrierte die Erkenntnisse der Rhythmusforschung in ein anschauliches Modell, das die Erholungsfunktion des Schlafes einschließt.

Den Tiefschlaf mit seinen langsamen und hohen Hirnstromwellen sieht Borbely allgemein als Ausdruck der Erholungsfunktion des Schlafes. Der Anteil des Tiefschlafes nimmt in Abhängigkeit von der Dauer der vorausgegangenen Wachzeit zu. Der Schlafbedarf selbst wird wesentlich durch einen schlafspezifischen Faktor S gesteuert, dessen Betrag im Wachen anwächst und der über den Tiefschlaf abgebaut wird. Einschränkend muß jedoch gesagt werden, daß ein solcher schlafspezifischer Faktor bislang noch nicht identifiziert wurde.

Der zweite Faktor C in seinem Modell bestimmt die bevorzugte zeitliche Plazierung von Schlaf- und Wachperioden. Er repräsentiert die tageszeitlichen Schwankungen der Müdigkeit bzw. der Körpertemperatur.

Das Zusammenspiel der beiden Faktoren S und C bestimmt, wann wir bevorzugt einschlafen und wie lange wir schlafen. Wenn wir lange wach waren, so daß der Faktor S akkumulieren konnte und die von Faktor C modulierte Einschlafschwelle, z. B. mitten in der Nacht, niedrig ist, ist die Wahrscheinlichkeit zu schlafen sehr groß. Dies ist jedoch nicht der Fall, wenn wir z. B. am Tag stundenlang geschlafen haben und so der Faktor S klein ist, aber auch dann nicht, wenn die Einschlafschwelle hoch liegt, d. h. die Körpertemperatur noch nicht abgefallen ist. Wird der Mensch am Schlafen gehindert, steigt S weiter an. Doch selbst wenn das Schlafbedürfnis nach einem Schlafentzug sehr hoch ist, begrenzt die am Morgen ansteigende Körpertemperatur und die nachlassende Schlafbereitschaft die Länge des Erholungsschlafs. Der notwendige Abbau von Faktor S geschieht dann durch eine Vertiefung des Schlafes, d. h. durch eine Vermehrung der sehr langsamen Hirnwellen im Tiefschlaf.

Auf den Faktor C wirken natürlich auch Außeneinflüsse ein. Unsere Einschlafbereitschaft erhöht sich z. B. bei langweiligen, monotonen Tätigkeiten, wird aber durch anregende, interessante Unterhaltungen oder Tätigkeiten absenkt. Das Zusammenspiel der beiden Faktoren bestimmt also den Schlafbeginn, die Schlafdauer sowie die Zeit des morgendlichen Aufwachens.

2 Der gestörte Schlaf

Was versteht man unter Schlafstörungen?

Für den medizinischen Laien bedeutet »schlechter Schlaf« in erster Linie ein Zuwenig an Schlaf, d. h. ein Schlafdefizit zu haben, bzw. sich trotz Schlafes nicht erholt zu fühlen oder unerfreulich geträumt zu haben.

Wird die Frage in demoskopischen Umfragen in etwa so gestellt: »Haben Sie in letzter Zeit einige Nächte nicht gut geschlafen?« wird man selbstverständlich einen sehr viel höheren Anteil schlafgestörter Menschen ermitteln, als wenn die Frage nach dem Schlafverhalten genauer gefaßt wird, z. B. so: »Haben Sie in den letzten vier Wochen anhaltende Schwierigkeiten mit dem Ein- und/oder Durchschlafen gehabt, so daß Sie sich in Ihrer Leistungsfähigkeit am Tage beeinträchtigt fühlten?«.

Für die Untersuchung von Schlafstörungen muß gezielt gefragt werden,

- ob das Einschlafen oder Durchschlafen gestört ist,
- ob der Betroffene unruhig und oberflächlich schläft oder
- ob er am Morgen zu früh aufwacht.

Viele Schlafstörungen bestehen nur vorübergehend, ausgelöst durch Zeitverschiebungen nach Transatlantikflügen, durch Angst vor Prüfungen oder bei akuten Erkrankungen, die z. B. mit hohem Fieber einhergehen. Wenn jedoch die Schlafstörung trotz Wegfalls der störenden oder psychisch belastenden Situation fortbesteht bzw. ihr Ausmaß und ihre Dauer in keinem Verhältnis zum Anlaß zu sehen sind, dann liegt eine chronische Störung vor.

Zur präziseren Definition einer Schlafstörung formulierte die amerikanische Gesellschaft für Psychiatrie deshalb 1987 die folgenden Kriterien:

- Störung des Nachtschlafs über mehr als 4 Wochen.
- Einschlafdauer länger als 30 Minuten.
- Gesamte Schlafzeit kürzer als 6 Stunden.
- Beeinträchtigte Tagesbefindlichkeit.

Von großer Bedeutung bei dieser Definition ist, daß von einer relevanten Störung des Schlafes nur dann ausgegangen werden sollte, wenn sich dadurch eine Beeinträchtigung der Befindlichkeit und Leistungsfähigkeit am Tage einstellt.

Diagnostische Einordnung

Es gibt viele Gründe, warum man nicht schlafen kann; Rückenschmerzen können vom Schlaf abhalten, aber auch eine depressive Erkrankung. Um das Problem der Schlafstörungen entsprechend richtig zu behandeln, ist es notwendig, eine Einordnung der verschiedenen Ursachen vorzunehmen.

Die in der amerikanischen Gesellschaft der Schlafzentren (Association of Sleep Disorders Centers ASDC) zusammengeschlossenen Schlafforscher teilten 1979 Schlaf– und Wachstörungen in 4 Hauptkategorien mit 67 verschiedenen Störungsbildern ein:

- Ein- und Durchschlafstörungen (Hyposomnien).
- Störungen des Schlafes, die mit exzessiver Tagesschläfrigkeit einhergehen (Hypersomnien).
- Störungen des Schlaf-Wach-Rhythmus.
- Störungen, die mit ungewöhnlichen Ereignissen, die entweder während des Schlafes oder am Übergang vom Wachen zum Schlafen zusammenhängen (Parasomnien), wie z. B. Schlafwandeln, nächtliches Zähneknirschen oder Angstträume.

1990 wurde diese Klassifikation neu formuliert und ist heute in der Schlafforschung weit verbreitet (Tabelle 1). Der Oberbegriff »Dyssomnie« bezeichnet alle Störungsbilder, die mit einer Veränderung der Dauer, der Qualität und des Zeitpunktes des Auftretens von Schlaf beschrieben werden können.

Wie häufig treten Schlafstörungen auf?

Demoskopische Umfragen haben ergeben, daß etwa jeder fünfte Bundesbürger schlecht einschläft, und jeder vierte meint, er bekomme zu wenig Schlaf.

Generell gehören Schlafstörungen mit zu den häufigsten Beschwerden in der ärztlichen Praxis; 1988 wurden Schlafstörungen als vierthäufigste ärztliche Diagnose genannt (Tabelle 2).

Eine 1991 von Fritz Hohagen et. al. in Mannheim durchgeführte repräsentative Befragung von über 2000 Patienten in 10 Allgemeinarztpraxen zeigte, daß jeder fünfte Patient im Alter von 18 bis 65 Jahren in den letzten Wochen vor der Befragung in mindestens 3 von 7 Nächten Ein– oder Durchschlafprobleme hatte, insgesamt weniger als 6 Stunden schlief und sich in seinem Wohlbefin-

Tabelle 1. Internationale Klassifikation von Schlafstörungen (American Sleep Disorders Association 1990)

Kategorie	Beispiele
Dyssomnien	
A. Schlafstörungen von innen	Störung der nächtlichen Atemregulation
B. Schlafstörungen von außen	Störung durch Lärm oder andere Umwelteinflüsse
C. Störungen des Schlaf-Wach-Rhythmus	Störung durch Schichtarbeit
Parasomnien	
A. Aufwachstörungen	Schlafwandeln
B. Störungen am Übergang vom Wachen zum Schlafen	Einschlafzuckungen, Sprechen im Schlaf, Alpträume,
C. Parasomnien, die im REM-Schlaf auftreten	nächtliches Zähneknirschen
D. andere Parasomnien	
Schlafstörungen, die mit medizinischen oder psychischen Erkrankungen einhergehen	
A. mit psychiatrischen Erkrankungen	Depressionen
B. mit neurologischen Erkrankungen	Parkinson-Erkrankung
C. mit anderen medizinischen Erkrankungen	Magengeschwür, Weichteilrheumatismus
Zuckungen im Schlaf	
Wissenschaftlich noch nicht genügend erfaßte Schlafstörungen	Zuckungen im Schlaf

Tabelle 2. Die am häufigsten gestellten Diagnosen (1988)

.Rang	Diagnose	Anteil in%	Häufigkeit (in 1000)
1	essentielle Hypertonie	3,86	22939
2	Bronchitis	3,34	19807
3	Herzinsuffizienz	2,80	16636
4	*Schlafstörungen*	*2,49*	*14807*
5	koronare Herzkrankheit	2,46	14621
6	Kontaktdermitis	2,11	12511
7	Varizen	1,76	10470
8	Diabetesmellitus	1,76	10448
9	Hirngefäßkrankheiten	1,66	9880
10	Asthma	1,57	9347
	Rangfolge 1 – 10	23,81	141466

den und seiner Leistungsfähigkeit beeinträchtigt fühlte. Knapp die Hälfte der Befragten war vollständig zufrieden mit ihrem Schlaf.

Für die Bundesrepublik Deutschland, wie auch für die meisten anderen westlichen Industrienationen, ist davon auszugehen, daß 20 bis 30 % der erwachsenen Bevölkerung unter erheblichen Schlafstörungen leiden. Mindestens die Hälfte der Schlafgestörten, einigen Untersuchungen zufolge sogar bis zu zwei Dritteln, leiden unter schweren, den Alltag erheblich beeinträchtigenden Störungen ihres Nachtschlafes, die einer ärztlicher Behandlung bedürfen. Wahrscheinlich wird aber höchstens ein Drittel dieser Patienten diesbezüglich ärztlich behandelt. Diese Zahlen verdeutlichen, wie relevant das gesundheitliche Problem »Schlafstörungen« ist.

Wer leidet unter Schlafstörungen?

Betrachtet man das Störungsmuster selbst, so klagen etwa 25 % der Schlafgestörten über einen zu kurzen Nachtschlaf, 20 % über Durchschlafstörungen, 15 bis 20 % über Einschlafstörungen und die übrigen über eine Kombination aller drei Störungsmöglichkeiten.

Zahlreichen Untersuchungen zufolge ist die Häufigkeit von Ein- und Durchschlafstörungen (Hyposomnien) im jüngeren und mittleren Lebensalter in den vergangenen 30 Jahren nicht angestiegen. Durch die Veränderung der Alterspyramide ist jedoch in den westlichen Industrienationen mit einem hohen und noch weiter ansteigenden Anteil älterer und alter schlafgestörter Menschen zu rechnen. Schwere Schlafstörungen sind bei älteren und alten Menschen besonders verbreitet. Für die Altersgruppe der über 65jährigen schwanken die Zahlenangaben zwischen 40 und 80 %.

Während sich das Geschlechterverhältnis bis zum 40. Lebensjahr in der Häufigkeit etwa die Waage hält, leiden fast doppelt so viele Frauen wie Männer nach dem 40. Lebensjahr an Schlafstörungen.

Alleinstehende Frauen klagen fast doppelt so häufig über Einschlafstörungen wie verheiratete oder mit einem Partner zusammenlebende Frauen.

Umfragen des Allensbacher Instituts zeigen, daß arbeitslose Männer in allen Altersstufen wesentlich schlechter als aktiv im Berufsleben stehende Kollegen schlafen.

Störungen des Schlafes durch Verschiebungen des Schlaf-Wach-Rhythmus treten bei etwa 20 % der davon Betroffenen auf. In der Gruppe der Schichtarbeiter, die regelmäßig nachts arbeiten und tagsüber schlafen müssen, klagen 35 bis 55 % der Dauernachtschichtarbeiter über Schlafstörungen am Tage. Auch hier sind wiederum besonders ältere Schichtarbeiter betroffen.

Parasomnien wie Schlafwandeln werden häufiger im Kindesalter, Alpträume jedoch in allen Altersstufen beobachtet. Parasomnien sind aber eher seltenere Störungsbilder.

In den letzten Jahren haben sich Veränderungen im Altersspektrum schlafgestörter Männer ergeben. Hals-Nasen-, Ohren-, Lungen- und Allgemeinärzte sowie Schlafambulanzen werden zunehmend häufiger von Männern mittleren Alters konsultiert. Diese Männer berichten weniger über einen gestörten Nachtschlaf, und wenn überhaupt, lediglich über unruhigen Schlaf. Häufiger schlafgestört sind dagegen die Bettpartner, die aufgrund des Schnarchens ihrer Partner entweder nicht einschlafen können oder immer wieder nachts geweckt werden. Dem Marburger Schlafmediziner Jörg Peter zufolge schnarchen etwa die Hälfte der 50jährigen Männer zeitweilig laut und unregelmäßig. Dieses exzessive Schnarchen ist der häufigste Grund für den Arztbesuch, besonders dann, wenn der Betroffene über eine Müdigkeit bzw. Einschlafneigung am Tage klagt. Bei dieser Patientengruppe liegt häufig eine Störung der nächtlichen Atemregulation (obstruktive Schlafapnoe) vor.

Schätzungen der amerikanischen Gesellschaft für Schlafstörungen (American Sleep Disorders Society) für das Jahr 1990 gehen davon aus, daß mindestens 2 % der Bevölkerung an einer obstruktiven Schlafapnoe leiden. Diese Erkrankung betrifft im mittleren Lebensalter vor allem die Männer, der Anteil der davon betroffenen Frauen steigt nach den Wechseljahren deutlich an.

Schlafmedizin

Bereits Anfang der 70er Jahre etablierten sich in den USA Kliniken (Sleep Disorders Centers), die sich mit der Diagnostik und Therapie von Schlafstörungen unterschiedlichster Ursache befaßten. In der Bundesrepublik wurde erstmals in München 1979 eine Ambulanz für Schlafstörungen mit einem angeschlossenen Schlaflabor eingerichtet.

Eine solche Spezialambulanz, die das gesamte Spektrum der möglichen Schlafstörungen diagnostisch abklären und Hilfe anbieten kann, erfordert Ärzte, die fundierte psychiatrische, neurologische und internistische Fachkenntnisse besitzen. Außerdem ist ein angeschlossenes Schlaflabor mit der Möglichkeit zu umfangreichen polysomnographischen Untersuchungen notwendig, wenn auch teuer. Die Deutsche Gesellschaft für Schlafmedizin und Schlafforschung bezifferte die Kosten einer Untersuchung im Schlaflabor mit ca. 1500 DM.

Der Verdacht auf eine obstruktive Schlafapnoe kann zwar ambulant vorab geklärt werden, danach muß aber eine weitere Untersuchung in einem Schlaflabor erfolgen. Dies gilt auch für die meisten der anderen Schlafstörungen.

Mittlerweile gibt es 43 von der Deutschen Gesellschaft für Schlafforschung und Schlafmedizin anerkannte Anlaufstellen in Deutschland, an die sich Patienten mit Schlafstörungen wenden können. Die Zahl derartiger Einrichtungen steigt Jahr für Jahr weiter an. Grund dafür ist, daß immer mehr Menschen mittleren Alters an schlafbezogenen Atemregulationsstörungen leiden. Die meisten dieser hinzukommenden Einrichtungen bieten aber leider nicht Abklärungs- und Behandlungsmöglichkeiten für das gesamte Spektrum der Schlafstörungen an, sondern sie beschränken sich lediglich auf die Diagnose und Therapie der obstruktiven Schlafapnoe. Nur wenige Kliniken in Deutschland sind in der Lage, alle Schlafstörungen abzuklären und zu behandeln. Häufig bieten psychosomatische Kliniken, z. B. im Rahmen von Kuraufenthalten, Behandlungsmöglichkeiten für schlafgestörte Patienten an.

Französische und amerikanische Schlafmediziner setzen in den letzten Jahren zunehmend häufiger tragbare Aufzeichnungsgeräte ein, so daß die Patienten zu Hause untersucht werden können und zumindest ein Teil der im Schlaflabor vorhandenen Eingewöhnungsschwierigkeiten vermieden werden können. Obwohl diese Systeme noch sehr teuer sind, liegt in der Untersuchung des Schlafes zu Hause sicherlich die Zukunft der schlafmedizinischen Abklärung.

Diagnostische Schritte zur Abklärung einer Schlafstörung

Ein von uns an alle Patienten vor der Erstvorstellung verschickter Fragebogen (s. S. 197–201) bildet die Grundlage für ein erstes ausführliches Gespräch mit dem Betroffenen. Der Fragebogen umfaßt 39 Fragen, die das individuelle Schlafverhalten, die Beschwerden während des Schlafes und am Tag erfassen. Es wird außerdem nach Konsumgewohnheiten von Koffein, Alkohol und Nikotin, nach der Einnahme von Schlafmitteln und anderen Medikamenten sowie körperlichen, neurologischen bzw. psychischen Erkrankungen.gefragt. Oft kann der im Umgang mit Schlafstörungen erfahrene Arzt schon im Erstgespräch typische und auch seltene Krankheitsbilder erkennen, die weitere erforderliche Diagnostik einleiten und so unnötige Röntgen- oder Blutuntersuchungen vermeiden. Ein Erstgespräch dauert in der Regel eine bis anderthalb Stunden.

Es hat sich bewährt, das Gespräch über die vom Patienten berichteten Symptome zuführen. Ein solches symptomorientiertes Vorgehen geschieht folgendermaßen (modifiziert nach Hajak 1992):

- *Welche Art der Schlafstörung liegt vor?*
  Einschlafstörung.
  Abruptes Einschlafen nach dem Hinlegen.
  Durchschlafstörung, nächtliches Erwachen zu bestimmten Zeiten.
  Kombination von Ein- und Durchschlafstörung.
  Früherwachen.
  Probleme mit dem Aufwachen am Morgen.
  Erholsamkeit des Schlafes.

- *Welche Symptome bestehen während der im Bett verbrachten Zeit?*
  Gedankenkreisen, Grübeln, Anspannung, Unruhe, Herzrasen, Ärger vor dem Einschlafen bzw. nach nächtlichem Aufwachen.
  Schnarchen, Gefühl des Erstickens bei nächtlichem Erwachen.
  Kribbeln und Unruhe in den Beinen beim ins Bett legen.
  Muskelkrämpfe in der Nacht.
  Alpträume.
  Schmerzen, z. B. auch heftige Kopfschmerzen beim morgendlichen Aufwachen
  Angstattacken in der Nacht.
  Schmerzhafte nächtliche Peniserektionen.
  Angstvoll erlebte optische Sensationen am Übergang vom Wachen zum Schlafen

Aufstehen aus dem Bett und Aktionen in der Nacht, Sprechen im Schlaf.
Starkes nächtliches Schwitzen.
Nächtliches Zähneknirschen.

■ *Wie ist die Tagesbefindlichkeit?*
Konzentrations- und Leistungsfähigkeit.
Gedächtnisleistung.
Stimmung und allgemeines Wohlbefinden.
Tagesmüdigkeit. Gegen den Willen einschlafen am Tag in monotonen oder ungewöhnlichen Situationen.

Vorschnelle Erklärungen des Arztes, warum der Schlaf möglicherweise gestört sei und welche psychischen Hintergründe entscheidend daran beteiligt sein könnten, sind nicht sinnvoll.und gefährden möglicherweise die Vertrauensentwicklung zum Arzt.

Selbstverständlich muß auch die private und berufliche Lebenssituation einbezogen werden sowie Umstände, über die der Patient selbst im Zusammenhang mit der Entstehung seiner Schlafprobleme berichtet. Ebenso ist die Einbeziehung des Patienten in den diagnostischen und später therapeutischen Prozeß von großer Bedeutung, um den Patienten als »Wissenschaftler in eigener Sache« zu gewinnen und eine erfolgreiche Behandlung durchzuführen.

Chronisch schlafgestörte Patienten führen deshalb auch ein entsprechendes Schlaftagebuch, in dem sie über mindestens 4 Wochen die Zubettgehzeiten, die zeitliche Einschätzung des Einschlafens, die Häufigkeit des nächtlichen Aufwachens, die Gesamtschlafzeit, die Nickerchen am Tag, eventuellen Schlafmittelgebrauch und besondere Tagesereignisse eintragen.

Schlaftagebuch
(Beispiel)

Schlaftagebuch von:
Name:
Vorname:
Geburtsdatum:
Anschrift:

Für den Monat:

Datum:

1. Beurteilung der vergangenen Nacht:
Abends:
zu Bett gegangen und Licht ausgeschaltet um *22.30* Uhr.
Medikamente zum Schlafen
eingenommen?   ja ☐   nein ☒
wenn Ja, welches
eingeschlafen um *23.30* Uhr.

Nachts:
durchgeschlafen?   ja ☐   nein ☒
wenn Ja, wie oft ? *4 mal*
wie lange jeweils ? *10 Min., 1 Stunde, 15 Min., 20 Min*
Besonderheiten: *Hin- und Hergewälzt*

Morgens:
aufgewacht um 6.00 Uhr
aufgestanden um 6.15 Uhr
gut ausgeruht ☐   müde ☒   sehr müde ☐
insgesamt geschlafen 4 Stunden 45 Minuten
Schlafqualität:
ruhig und tief ☐   unruhig und flach ☒

2. Beurteilung des Tages
Tagsüber:
tagsüber geschlafen von Uhr bis Uhr.
tagsüber nicht geschlafen ☒
Tagesbefinden:
wach   etwas müde ☒   sehr müde ☐

Besonderheiten: *Ärger im Büro*

Nach einiger Übung bereitet es den meisten Patienten keine Schwierigkeiten, recht präzise die Einschlafdauer, die Häufigkeit und Dauer des nächtlichen und morgendlichen Aufwachens selbst einzuschätzen. Dies ist für die Behandlung wichtig, denn der Inhalt eines gut geführten Schlaftagebuchs gibt einen Einblick in das Schlafverhalten und das Störungsmuster zu Hause.

Bei speziellen Fragestellungen, z. B. nach der Aufnahme- und Konzentrationsfähigkeit oder psychischen Auffälligkeiten beziehen wir unseren Psychologen in die Abklärung ein, der die Patienten gesondert untersucht.

Patienten, die über unklare Tagesmüdigkeit klagen, werden gebeten, z. B. den Berlin-Frankfurter-Tagesmüdigkeitssymptombogen (TSS) von Schulz und Volk (s. S. 201) oder den von der Universität Stanford entwickelten Müdigkeitsbogen (Stanford Sleepness Scale: SSS) zu Hause auszufüllen. Eine Woche soll der Patient während des Tages stündlich, bei der Stanford Sleepness Scale viertelstündlich, Einschätzungen seiner subjektiven Tagesmüdigkeit in diesen Fragebogen eintragen. So können bestimmte Tageszeiten mit besonders ausgeprägter Tagesmüdigkeit festgestellt werden.

Bei schnarchenden Patienten bitten wir die Partner, auf das Auftreten von nächtlichen Atemstillständen zu achten, deren typische Charakteristika wir ihnen zuvor beschreiben. Auch bei Parasomnien, z. B. bei einem Verdacht auf Schlafwandeln, werden ebenfalls, wenn möglich, die Angehörigen gebeten, das von ihnen beobachtete nächtliche Verhalten zu notieren. Alptraum geplagte Patienten sollen direkt nach dem Erwachen ihre Trauminhalte notieren.

Die Abklärung einer organischen Ursache bei einer Schlafstörung ist insbesondere bei älteren schlafgestörten Menschen wichtig, da eine solche sehr häufig vorliegt. Dies erfordert immer ein Basisprogramm, das zumindest aus einer körperlichen Untersuchung besteht, die internistische und neurologische Aspekte einschließt. Je nach Verdachtsdiagnose erfolgen Überprüfungen z. B. der Schilddrüsenfunktion oder anderer Stoffwechselfunktionen bzw. weitere apparative Untersuchungen wie die Ableitung einer Hirnstromkurve.

Spezielle schlafmedizinische Diagnostik

Bei dringendem Verdacht auf das Vorliegen einer nächtlichen Atemregulationsstörung verkabeln wir in unserer Ambulanz die Patienten mit bestimmten Sensoren, die den Herzschlag (EKG), Schnarchgeräusche, Körperlage und Sauerstoffgehalt im Blut erfassen. Wir schließen sie damit an ein tragbares Gerät von der Größe eines Taschenbuches an, das sich kurz vor dem Zubettgehen einschaltet und während der Nacht zu Hause die erforderlichen Informationen speichert. Bereits am nächsten Morgen können wir aufgrund dieser Daten die Verdachtsdiagnose entweder bestätigen oder verwerfen und eine entsprechende weitere Diagnostik veranlassen (Abb. 13).

Wie eine solche Untersuchung abläuft, soll am Beispiel eines 48jährigen Bankkaufmanns erklärt werden.
Herr P. stellte sich auf Veranlassung seiner Ehefrau in unserer Ambulanz vor. Er war mit 92 kg Körpergewicht und 178 cm Körpergröße deutlich übergewichtig. Wegen eines seit einigen Jahren bestehenden Bluthochdruckes nahm er blut-

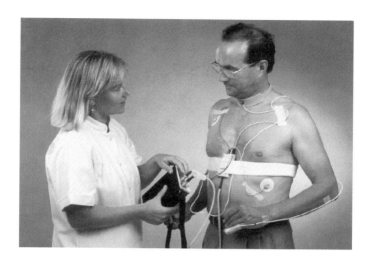

Abb. 13. Beispiel für die Verkabelung eines Patienten bei einer Apnoescreeninguntersuchung.

drucksenkende Medikamente ein. Die seit 20 Jahren mit ihm verheiratete Frau berichtete, ihr Mann schnarche eigentlich schon immer. Öfters ziehe sie, weil das »Wälder absägen« ihres Mannes sie furchtbar störe, nachts ins ehemalige Kinderzimmer um. Seit 2 oder 3 Jahren beobachte sie, daß sich das Schnarchen verändert habe. Er schnarche unregelmäßiger und halte immer wieder die Luft an. Es sei dann plötzlich totenstill. Aus Angst habe sie ihn deshalb schon öfters geweckt, woraufhin ihr Mann meist sehr unwirsch reagiere. Der Patient selbst berichtete, daß er wohl sehr unruhig schlafe, sich morgens oft »wie aus dem Wasser gezogen« fühle und tagsüber ständig müde sei. Erst habe er dies auf Überarbei-

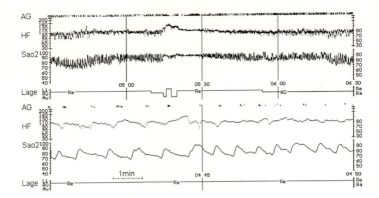

Abb. 14. MESAM-Screeningaufzeichnung eines Patienten mit schwerem obstruktivem Schlafapnoesyndrom. *Oberer Teil:* Grobe Übersicht über 2 Stunden. *Unterer Teil:* Feinauflösung über 10 Minuten. *Ag* Atemgeräusch, *HF* Herzfrequenz, *SaO$_2$* Sauerstoffsättigung, *Lage* Lage des Patienten.

tung zurückgeführt und sich nichts weiter dabei gedacht, als er regelmäßig bei den Tagesthemen am Fernseher eingeschlafen sei. Beunruhigen würde ihn jedoch das Nachlassen seiner Konzentrationsfähigkeit und die Tatsache, daß er vor kurzem morgens während einer Dienstfahrt beinahe einen Auffahrunfall verursacht habe, weil er wohl kurz eingeschlafen sei.

Der Patient erhielt nach der Verkabelung das tragbare Gerät mit nach Hause, und am nächsten Morgen zeigte sich der folgende Befund (Abb. 14):

Die kleinen schwarzen Balken zeigen, daß der Patienten während der frühen Morgenstunden fast durchgängig schnarchte. Zahlreiche Anstiege und Abfälle der Herzfrequenz (HF) und der Sauerstoffsättigung des Blutes sind zu beobachten.

■ Die überwiegende Zeit befindet sich der Patient in der Rechtsseitenlage (RS) bzw. in der Rückenlage (Rü).

Fällt die Sättigung des Blutes mit Sauerstoff – wie bei diesem Patienten – um mehr als 4 % ab, so gilt dies als Hinweis für einen nächtlichen Atemstillstand. Solche Ereignisse werden als Entsättigungen bezeichnet. Ein Entsättigungsindex von weniger als 5 pro Stunde Schlaf gilt als unbedenklich, ein darüber hinausgehender Index erfordert eine weitere Abklärung im Schlaflabor.

Die im unteren Teil der Abbildung dargestellte 10minütige Ausschnittsvergrößerung verdeutlicht das für ein Schlafapnoesyndrom typische sägezahnförmige Muster der Entsättigungen. Zusammen mit den Entsättigungen sind die Schwankungen der Herzfrequenz abgebildet. Allein im dargestellten Zeitraum traten 13 solcher Ereignisse auf. In der gesamten Nacht konnten 350 Entsättigungsereignisse im Zusammenhang mit Schnarchgeräuschen beobachtet werden. Dieser Befund macht die Diagnose einer Schlafapnoe (s. Kap. 4) sehr wahrscheinlich, und eine weitere Abklärung im Schlaflabor wurde angeschlossen.

▄ Wann ist eine Untersuchung im Schlaflabor notwendig?

Patienten, die mindestens ein Jahr, nach unseren Erfahrungen meist länger als 5 Jahre, anhaltend unter Schlafstörungen leiden und über Einschränkungen ihrer Leistungsfähigkeit und ihres Wohlbefindens am Tage klagen und die auf mindestens 2 Behandlungsversuche nicht ansprechen, werden 2 bis 3 Nächte im

Schlaflabor untersucht. Ferner ist bei allen Patienten mit dem Verdacht auf eine organische Ursache bzw. mit einer unklaren Diagnose eine Schlaflaboruntersuchung notwendig. Dies gilt nicht nur für den oben beschriebenen Patienten mit dem Verdacht auf eine obstruktive Schlafapnoe, sondern auch für Patienten mit Unruhe und Mißempfindungen in den Beinen beim Zubettgehen, für Patienten, die über exzessive Tagesschläfrigkeit klagen, bei Verschiebungen des Schlaf-Wach-Rhythmus und zur Abklärung von Parasomnien wie dem Schlafwandeln.

Wie sieht ein Schlaflabor aus?

Das Frankfurter Schlaflabor befindet sich in einem ruhigen, abgelegeneren Trakt der Klinik. Der Patient schläft in einem etwa 12 m2 großen, hell gestrichenen Raum (Abb. 15). Über ein kleines, am Kopfende des Bettes angebrachtes Kästchen, das mit Verstärkereingängen ausgestattet ist, werden die mit Elektroden und Sensoren erfaßten Signale zu dem im benachbarten Raum befindlichen Gerät übertragen und aufgezeichnet. Während der gesamten Nacht ist der die Untersuchung durchführende Laborant über eine Wechselsprechanlage für den Patienten jederzeit erreichbar. Die für die Beurteilung der Körperlage und des nächtlichen Verhaltens notwendige Restlichtkamera ist in der linken oberen Ecke zu sehen. Über dem Kopfende des Bettes befindet sich eine Rotlichtlampe, wie sie auch in Fotolabors eingesetzt wird, die ausreichend Licht für die Kameraaufzeichnungen liefert, ohne jedoch die Patienten zu stören.

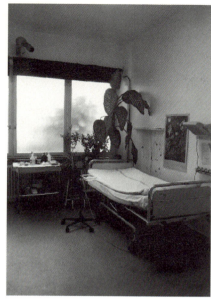

Abb. 15. Patientenzimmer im Schlaflabor Frankfurt.

Was geschieht im Schlaflabor?

»Endlich wieder schlafen: Ruhe und Entspannung im Schlaflabor!« Leider werden solche Worte immer wieder falsch verstanden und erwecken Erwartungen, denen wir mit einer Schlaflaboruntersuchung nicht nachkommen können, denn sie geschieht lediglich zur Abklärung von Schlafstörungen und nicht zur Therapie.

Obwohl wir unseren Patienten den Untersuchungsablauf ausführlich erklären, haben die meisten Patienten, besonders ältere, Eingewöhnungsschwierigkeiten, da sie mit einer Vielzahl von Elektroden und Sensoren am Kopf und Körper schlafen müssen.

In der ersten Untersuchungsnacht sehen wir diese Probleme auch in der Schlafstruktur: das Einschlafen verzögert sich, die Patienten schlafen weniger tief, und die erste REM-Phase in der Nacht tritt verspätet auf. Bei jüngeren Menschen dauert es in der Regel 2 Nächte, bei älteren Menschen kann es 3 bis 5 Nächte dauern, bis die Eingewöhnungsschwierigkeiten abgeklungen sind.

Die Mitarbeiter im Labor benötigen zur Vorbereitung einer Untersuchung etwa 1 Stunde, in der die 17 Elektroden und 7 Sensoren, die für die verschiedenen Aufzeichnungen notwendig sind, am Patienten angebracht sind. Die Patienten gehen zu Bett, und zwischen 22 und 23 Uhr wird das Licht gelöscht; zwischen 6 und 7 Uhr am nächsten Morgen wieder angeschaltet.

Zur Bestimmung der Schlafstruktur müssen die Hirnstromkurve (EEG), die Bewegungen der Augen (EOG) und die Muskelspannung (EMG) erfaßt werden. Hierzu werden Elektroden verwendet, die im Gesicht und am Körper mit zweiseitig haftenden und einer Leitpaste gefüllten Kleberingen befestigt sind. Zur Kontrolle der nächtlichen Atemregulation werden darüber hinaus die Nasen- und Mundatmung sowie Brustkorb- (Thoraxexkursionen) und Bauchbewegungen, Muskelspannung der Schienbeinmuskulatur, die Körperposition im Schlaf sowie die Schnarchgeräusche gemessen. Abbildung 16 zeigt einige der verwendeten Elektroden und Atmungsaufnehmer, Abb. 17 schematisch die entsprechende Verkabelung der Patienten. Alle Elektroden und Sensoren haben über zwei Meter lange Kabel, damit sich die Patienten nachts frei im Bett herumdrehen können. Durch einen am Sprungfederrahmen des Bettes befestigten Aufnehmer können darüber hinaus Körperbewegungen im Schlaf registriert werden. Außerdem werden das EKG und die

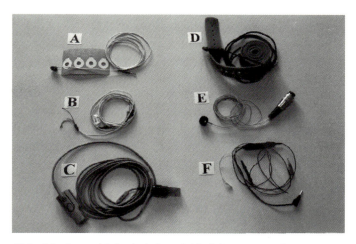

Abb. 16. Auswahl der bei einer Schlaflaboruntersuchung verwendeten Elektroden und Sensoren. *A* Elektrode mit doppelseitig klebenden Befestigungsringen. *B* Atmungsfühler für Nase und Mund. *C* Fingersensor für Puls- und Sauerstoffmessung. *D* Gürtel mit Drucksensor zur Erfassung von Brustkorb- und Bauchbewegungen. *E* Schnarchmikrofon. *F* Bewegungsfühler.

Sauerstoffsättigung des Blutes (Pulsoximetrie) kontinuierlich aufgezeichnet.

Nach dem international verbindlichen Auswerteschema, aufgestellt von Rechtschaffen und Kales, werden die Aufzeichnungen von einem Mitarbeiter innerhalb von 1 bis 2 Stunden ausgewertet Die Bestimmung der verschiedenen Schlafstadien geschieht in halbminütigen Zuordnungen. Im Anschluß an die Auswertung der Schlafkurven wird ein sogenanntes Schlafprofil erstellt. In Abb. 18 ist das Schlafprofil eines 72jährigen Patienten dargestellt, der an einer obstruktiven Schlafapnoe litt.

Innerhalb von 10 Minuten nach Löschen des Lichts schlief der Patient ein, wachte aber neunmal in

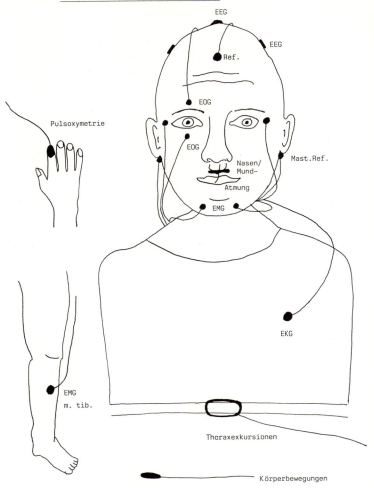

Abb. 17. Schematische Darstellung der Verkabelung für eine Untersuchung im Schlaflabor.

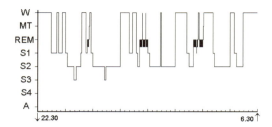

Abb. 18. Schlafprofil eines 72jährigen Patienten mit obstruktiver Schlafapnoe. *W* bezeichnet Wachzeiten, *MT* große Körperdrehbewegungen, *S1* und *S2* Leichtschlafstadien, *S3* und *S4* Tiefschlaf, *REM* REM-Schlaf, *A* Apnoe (Atemstillstand) von mindestens 10 Sekunden Dauer. Der nach *unten gerichtete Pfeil* besagt, daß das Licht um 23 Uhr gelöscht wurde, der nach *oben gerichtete Pfeil*, daß das Licht um 7 Uhr wieder angeschaltet wurde.

der Nacht auf. Gegen 5.30 Uhr schlief er dann nicht mehr ein. Tiefschlafstadien (S3 und S4) wurden keine erreicht. Zahlreiche Atemstillstände waren zu verzeichnen, wobei der längste, im Schlafprofil mit einem kleinen Pfeil gekennzeichnet, 67 Sekunden dauerte.

Die Bestimmung des Ruhe-Aktivitäts-Zyklus

Bei Patienten, deren Schlafstörungen möglicherweise durch Verschiebungen des Schlaf-Wach-Rhythmus bedingt sind, kann der Ruhe-Aktivitäts-Zyklus bestimmt werden.

Während einiger Tage, manchmal sogar Wochen, tragen die Patienten ständig bei der Arbeit und zu Hause

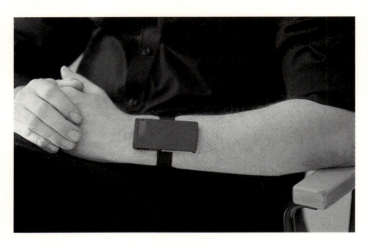

Abb. 19. Ruhe-Aktivitäts-Aufnehmer.

am Handgelenk einen miniaturisierten Bewegungsaufnehmer. Jede Bewegung der Hand wird in dem Aufnehmer von der Größe einer Zigarettenschachtel gespeichert (Abb. 19). Mit Hilfe eines Computers wird auf der Basis dieser Aufzeichnungen ein Ruhe-Aktivitäts-Profil erstellt

Die Abb. 20 zeigt die Aufnahme des Ruhe-Aktivitäts-Zyklus von 3 Tagen und Nächten einer 85jährigen Patientin. Die Höhe und Dichte der Balken vermitteln einen Eindruck über die Bewegungsaktivität (lokomotorische Aktivität). Diese Patientin wurde in einer psychiatrischen Klinik wegen Altersverwirrtheit behandelt. Immer wieder berichteten die Schwestern der Station über nächtliche Unruhezustände. Wie in dieser Abbildung zu sehen ist, war das Ruhe-Aktivitäts-Profil während des ersten Tages unauffällig, d. h. hohe Aktivität am Tage und Ruhe bzw. geringe Aktivität in der Nacht. In der zweiten – und noch viel eindrücklicher in

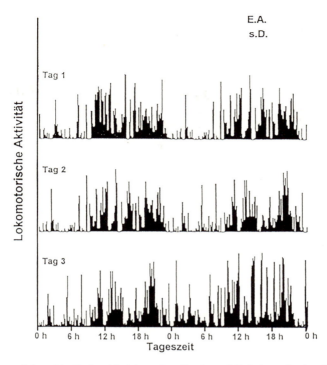

Abb. 20. Ruhe-Aktivitäts-Profil einer 85jährigen Patientin mit nächtlichen Verwirrtheitszuständen.

der dritten – Nacht änderte sich das Aktivitätsmuster. In der dritten Nacht war die Patientin sehr aktiv, und Ruhephasen waren nicht mehr zu beobachten. Dieser Untersuchungsbefund deckte sich mit dem Pflegebericht.

Eine solche Untersuchung wird auch bei Patienten durchgeführt, die z. B. als fliegendes Personal bei Fluggesellschaften aufgrund der Zeitzonenverschiebungen Probleme mit dem Schlaf-Wach-Rhythmus bekommen, und bei schlafgestörten Schichtarbeitern.

Multipler Schlaflatenztest

Zur objektiven Messung der Schlafbereitschaft am Tag hat sich der multiple Schlaflatenztest bewährt. Er wird bei allen Patienten vorgenommen, die über eine ausgeprägte Tagesmüdigkeit klagen.

Die Untersuchung beginnt um 8 Uhr morgens mit einer Aufzeichnung der Hirnströme, die bis zum späteren Nachmittag in zweistündigen Abständen wiederholt wird.

Während der Untersuchung liegen die Patienten in einem abgedunkelten Raum bequem im Bett und werden aufgefordert, nach Möglichkeit einzuschlafen. Jede dieser Untersuchungen dauert maximal 20 Minuten, und wird abgebrochen, wenn der Patient eingeschlafen ist, da nur die Zeit bis zum Einschlafen bestimmt werden soll. Die Einschlafzeiten werden mit Normwerten verglichen, die im Falle eines Unterschreitens eine exzessive Tagesschläfrigkeit anzeigen. Mehrmaliges Einschlafen innerhalb von 5 Minuten bedeutet, daß eine exzessive Tagesmüdigkeit vorhanden ist.

Nach einer eingeleiteten Behandlung kann diese Untersuchung auch zur Kontrolle des Behandlungserfolges eingesetzt werden.

Effektivität und Akzeptanz einer Schlafambulanz am Beispiel eigener Erfahrungen

Ziel einer kürzlich von uns veröffentlichten Untersuchung war, Aufschluß über die Effektivität der 1988 gegründeten Spezialambulanz für Schlafmedizin in Frankfurt sowie des zur Verfügung stehenden diagnostischen und therapeutischen Angebotes zu erhalten.

In den ersten 3 Jahren wandten sich 120 Patienten im Alter zwischen 19 und 76 Jahren wegen Schlafstörungen an unsere Ambulanz. Seit 1992 ist ein Boom neuer Patienten zu verzeichnen: 1993 stellten sich über 400 neue Patienten bei uns vor. Sicherlich ist die ansteigende Frequentierung der Schlafambulanz mitbedingt durch das wachsende Interesse der Medien an diesem Thema und das sich in der Bevölkerung verbreitende Wissen, daß man Schlafstörungen abklären und nicht nur mit Schlafmitteln behandeln kann.

Lediglich etwas mehr als die Hälfte der Patienten hatte durch den behandelnden Arzt von der Existenz der Schlafambulanz erfahren, ein Viertel hatte sich über die Medien und knapp 20 % hatten sich selbst oder über Bekannte informiert.

Patienten, die sich mit der Klage über zu wenig Schlaf (Hyposomnie) an uns wandten, machen mit 52,5 % eindeutig den größten Teil aus. Bei knapp der Hälfte der Hyposomniepatienten waren depressive Störungen für die Schlafstörungen veranwortlich. Die zweithäufigste Ursache war eine psychophysiologische Hyposomnie, d. h. eine psychische oder organische Ursache konnte ausgeschlossen werden. Bei einigen Patienten bestanden Sonderformen chronischer Schlafstörungen, z. B. im Sinne einer Fehlwahrnehmung des Schlafzustandes. Hier bestanden nur subjektiv Schlafstörungen, da sich bei den Untersuchungen im Schlaflabor ein normales Schlafprofil darstellte.

Zwei Drittel der chronisch schlafgestörten Patienten nahm zum Zeitpunkt der ersten Vorstellung in der Ambulanz regelmäßig Schlafmittel ein. 20 % berichteten sogar, 3 oder mehr Schlafmittel gleichzeitig einzunehmen. Nur ein kleiner Teil der Patienten hatte bereits Entspannungsverfahren wie autogenes Training oder konsequent alte Hausmittel wie Milch mit Honig oder Baldrian angewendet. Ein Fünftel betrieb eine Selbstbehandlung mit alkoholischen Getränken.

An zweiter Stelle stehen Patienten, die über ein Zuviel an Schlaf zum falschen Zeitpunkt (Hypersomnie) klagen (23,6 %). Es waren an erster Stelle Patienten mit dem Verdacht auf eine obstruktive Schlafapnoe, gefolgt von Patienten, die an einer Narkolepsie litten (auf dieses seltenere Krankheitsbild wird später noch ausführlich eingegangen). Bei einigen Patienten konnte eine psychische Ursache für die Hypersomnie gefunden werden.

Die übrigen Patienten berichteten über Alpträume oder Schlafwandeln (Parasomnie). Patienten mit Störungen des Schlaf-Wach-Rhythmus stellten sich in etwa gleicher Häufigkeit vor (Abb. 21).

Zwei Drittel aller Patienten äußerten sich in einer Nachbefragung 1 bis 2 Jahre nach Beendigung der Behandlung mit der Beratung und der durchgeführten Diagnostik zufrieden. Die Hälfte aber sah ihre ursprünglichen Erwartungen, die sie an den Besuch in unserer Ambulanz gestellt hatten, nicht erfüllt.

Der Vorschlag regelmäßiger Zubettgehzeiten, Schaffung angenehmer Schlafbedingungen, das Verzichten auf Alkohol, Nikotin und Koffein am Abend, eine Einstellungsveränderung im Umgang mit der Schlafstörung, das Ernstgenommenwerden mit seinen Schlafstörungen und die ärztliche Kompetenz wurden am häufigsten als die besten Hilfen zur Linderung der Schlafstörungen genannt. Die Bedeutung von Schlafmitteln in der Behandlung wurde übereinstimmend erst an Platz 4 der Häufigkeitsangaben genannt. Verbesserungsvorschläge betrafen vor allem den Wunsch nach häufigeren und längeren ärztlichen Gesprächen.

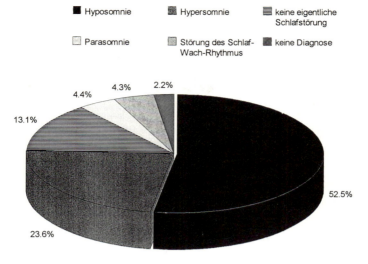

Abb. 21. Häufigkeit der verschiedenen Schlafstörungen bei Patienten in der Frankfurter Schlafambulanz.

Bedenkt man, daß die Mehrzahl unserer Patienten mit chronischen Ein- und Durchschlafstörungen länger als 10 Jahre unter diesen Beschwerden litt, konnte immerhin in 12,5 % der Fälle völlige Beschwerdefreiheit und bei 35 % der Patienten erhebliche Besserungen erzielt werden. Leider erreichten wir aber bei mehr als der Hälfte, den subjektiven Angaben unserer ehemaligen Patienten zufolge, keinerlei entscheidende Verbesserungen ihres Nachtschlafes.

Die Besserungsraten bei den anderen Diagnosegruppen waren aber deutlich besser und lagen zwischen 60 und 75 %.

Die Behandlungsergebnisse veranlaßten uns, die Konzepte der nichtmedikamentösen Behandlung der chronischen Hyposomnie zu verbessern, auf die in den folgenden Kapiteln noch näher eingegangen wird.

3 Ein- und Durchschlafstörungen (Hyposomnien)

Besteht als Ursache für gestörten Schlaf eine akute psychische Belastungssituation, wie der Tod eines nahestehenden Angehörigen oder eine bevorstehende Prüfung, so wirken alle herkömmlichen Schlafmittel meist prompt und zufriedenstellend. Wichtig ist aber, daß solche Substanzen nur kurzfristig, d. h. 14 Tage bis maximal 4 Wochen eingenommen werden. Neben der gewünschten Soforthilfe sollten unbedingt die näheren Hintergründe bzw. mögliche andere Ursachen erforscht werden. Dies gilt besonders dann, wenn die Schlafstörung nach der Belastung nicht abklingt. Der Ansatz der modernen Schlafmedizin besteht darin, schon zu Beginn einer Schlafstörung Überlegungen zur Ursache anzustellen und gezielte, individuell abgestimmte Behandlungskonzepte mit dem Patienten zu entwickeln. Die Verschreibung von Schlafmitteln steht dabei nicht im Vordergrund der Behandlung, denn Schlafstörungen stellen ein langfristiges, oft über Jahre anhaltendes Problem dar, das meist nicht mit dem Verschreiben einer schlaffördernden Substanz abzustellen ist.

Typische Beschwerden sind:

nicht einschlafen können,
Angst vor der kommenden Nacht,
häufig unterbrochener Schlaf,
oberflächlicher Schlaf,
unruhiger Schlaf,
nicht erholsamer Schlaf,
quälende Träume,
zu frühes Erwachen,
völlige Schlafunfähigkeit,
zu kurzer Schlaf.

Neben der gestörten Nachtruhe leiden schlafgestörte Patienten fast immer unter Einschränkungen der Tagesbefindlichkeit. Dazu gehören:

Müdigkeit,
Schwunglosigkeit,
Irritierbarkeit,
Konzentrations- und Aufmerksamkeitsschwäche,
Nachlassen der Leistungsfähigkeit,
emotionale Unausgeglichenheit,
depressive Verstimmung,
Angstgefühle,
körperliche Mißempfindungen,
Muskelschmerzen.

Äußere Störfaktoren des Schlafes

Störfaktoren wie Lärm, zu hohe Temperatur im Schlafzimmer und meteorologische oder klimatische Einflüsse sind, zumindestens als wichtige Teilursachen, häufiger als allgemein angenommen.

▬ Lärm

Schon ein Lärmpegel von 40 Dezibel (etwa Musik in Zimmerlautstärke) kann zu Beeinträchtigungen der Schlafqualität führen. Menschen, die auch nachts permanent Lärm ausgesetzt sind, z. B. an stark befahrenen Straßen wohnen oder aber Fluglärm ertragen müssen, entwickeln häufig Schlafstörungen. Aber auch Bettpartner sind davon betroffen, wenn sie Nacht für Nacht mit lautem Schnarchen konfrontiert werden. Frauen wachen durch ein plötzliches Geräusch jedoch leichter in der Nacht auf als Männer. Auch bei alten Menschen liegt die Aufwachschwelle in der Nacht niedriger, so daß sie ebenfalls eher durch Geräusche aufwachen.

▬ Schlaftemperaturen

Ein möglicher negativer Einfluß der Umgebungstemperatur auf den Schlaf ist bei Schlafstörungen ebenfalls einzubeziehen (Abb. 22). Eine Raumtemperatur über 24 °C vermindert die Schlafqualität. Der Schläfer bewegt sich mehr, wacht dann häufiger auf und verbringt weniger Zeit im REM- und Tiefschlaf. In ähnlicher Weise verhält es sich, wenn die Raumtemperatur unter 12 °C liegt. Unter diesen Schlafbedingungen wird u.a. auch oft über unangenehme Träume berichtet. Es besteht also ein relativ eng begrenzter Temperaturbereich (die sogenannte ambiente Temperatur), in welchem Schlaf optimal möglich ist. Die Angewohnheit, besonders kalt oder beson-

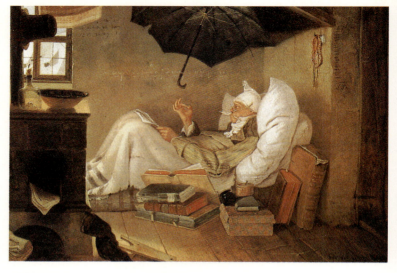

Abb. 22. Der arme Poet (Carl Spitzweg, 1808–1885).

ders warm zu schlafen, kann eine Schlafstörung provozieren bzw. weiter fortbestehen lassen.

▬ Klimafaktoren

Bekannt ist, daß klimatische Einflußfaktoren Schlafstörungen hervorrufen können, so z. B der Luftdruck: Hoher Luftdruck senkt das Schlafbedürfnis, sehr niedriger Luftdruck erhöht es.

Ein weiteres Problemfeld stellt die Wetterfühligkeit dar. Gesundheitliche Beeinträchtigungen aufgrund von besonders ausgeprägter Wetterfühligkeit betreffen etwa ein Drittel der Bevölkerung. Entsprechende Untersuchungen zeigen, daß wetterabhängig, z. B. bei Föhnlagen, unruhiger Schlaf und Einschlafstörungen häufiger auftreten. Wissenschaftlich nicht belegt ist der negative Einfluß des Vollmondes, obwohl immer wieder Patienten im Zusammenhang mit Vollmondphasen über hartnäckige Schlafstörungen klagen.

Elektrosmog

Welchen ursächlichen Anteil die elektrische Umweltverschmutzung und elektrophysiologische Eigenschaften, wie z. B. das elektromagnetische Feld unter einem Haus oder der Verlauf von Wasseradern unter einem Schlafzimmer, für Schlafstörungen haben, ist bisher nicht geklärt. Häufig werden von Patienten diese als wichtige Ursache für ihre Schlafstörungen angesehen. Das Umstellen von Betten oder Umziehen in ein anderes Zimmer zum Schlafen führt jedoch in den meisten Fällen zu keiner entscheidenden Besserung des Nachtschlafes.

»Wie man sich bettet, so schläft man«

Besonders harte Matratzen können häufiger nächtliches Aufwachen und unruhigen Schlaf fördern als weichere Unterlagen. Bei der schlafhygienischen Beratung schlafgestörter Patienten ist dieser Faktor dann einzubeziehen, wenn z. B. Rückenschmerzen Einschlafprobleme oder nächtliches Aufwachen verursachen. Durch ein Wechseln der Matratze kann eine Erleichterung der Beschwerden und ein besserer Schlaf erreicht werden.

Auch das gemeinsame Schlafen in einem Doppelbett kann den Nachtschlaf negativ beeinflußen. Erwiesenermaßen können beim Schlaf in getrennten Betten Aufwachvorgänge, die sonst durch Änderung der Körperposition des Partners verursacht werden, vermindert und so die Tiefe und die Qualität des Schlafes positiv beeinflußt werden.

»Mit vollem Magen schläft man schlecht«

Spätabendliches Essen kann sich negativ auf den Schlaf auswirken.

Ein 45jähriger Bankangestellter, der sich in der Schlafambulanz wegen seiner seit 4 Jahren bestehenden Durchschlafstörungen vorstellte, berichtete, daß er gegen 23 Uhr ins Bett gehe und innerhalb von wenigen Minuten einschlafe. Gegen 2 Uhr, manchmal auch später, wache er plötzlich auf, sei hellwach und wälze sich im Bett herum. Nach etwa einer Stunde stehe er auf. Wenn er schon keinen Schlaf mehr finde, dann genehmige er sich etwas zu Essen, wie z. B. Schokolade oder ein paar Plätzchen. Danach kehre er ins Bett zurück. Oft werde er erst am frühen Morgen gegen 5 Uhr wieder müde. Um 7 Uhr würde ihn der Wecker aus dem Schlaf holen. Meist sei er unausgeschlafen und schleppe sich müde ins Büro.

Das nächtliche Essen kann in diesem Fall das Wiedereinschlafen hinauszögern, denn Nahrung kurbelt den Stoffwechsel an. Schokolade selbst hat einen wachmachenden Effekt. Wenn schon, so riet ich dem Patienten, solle er ein Glas Milch mit Honig trinken.

Die Nahrungsaufnahme hat Einfluß auf den Schlaf: Normal- bzw. leicht übergewichtige Schläfer schlafen ruhiger und länger als untergewichtige. Massives Abnehmen unter das Normalgewicht bei radikalen Schlankheitskuren oder bei eßgestörten Menschen führt zu bruchstückhaftem und kürzerem Schlaf.

Das Bett ist nur zum Schlafen da

Falsche Schlafhygiene ist ein häufig anzutreffendes Problem bei langanhaltenden Schlafstörungen.

> Eine 56jährige Hausfrau berichtete, daß sie schon alles mögliche darüber gelesen habe, wie man zu einem besseren Schlaf gelangen könne. So trinke sie fast eine Kanne Schlaftee eine Stunde bevor sie zu Bett gehe. Seit sie Probleme mit dem Einschlafen habe, habe sie sich angewöhnt, eine besonders beruhigende Lektüre im Bett zu lesen und, da ihr Mann meist schon tief schlafe, über Kopfhörer Musik zu hören. Auch gehe sie gelegentlich schon gegen 8 Uhr ins Bett, obwohl sie noch nicht richtig müde sei. Sie hoffe so, ruhig liegend zumindest Erholung zu finden. Da sie meist erst nach Mitternacht einschlafe, gehe sie auch öfters erst um 1 Uhr ins Bett. Sei sie schließlich eingeschlafen, wache sie 2 Stunden später wieder auf, müsse zur Toilette und brauche dann oft eine halbe Stunde, bis sie wieder einschlafe.

Unregelmäßige Schlafenszeiten, Kaffeegenuß am späten Abend, viel Flüssigkeitsaufnahme, aktivierende oder emotional anregende Beschäftigungen, wie »besonders beruhigende Lektüre« oder Musik zur Bettgehzeit, stören den Schlaf. Ein wichtiger Kernsatz richtiger Schlafhygiene für schlafgestörte Patienten lautet deshalb: »Das Bett ist nur zum Schlafen da«.

Die Wirkung eines schlaffördernden Tees, den die Patientin in größerer Menge trank, ist bei leichten Schlafstörungen nicht zu bestreiten. Bedenkt man aber die Flüssigkeitsmenge kurz vor dem Zubettgehen, so kann man sich gut vorstellen, daß der dadurch entstehende Blasendruck, der mit den stärksten Weckreiz darstellt, die Patientin aufweckte und zu der Durchschlafstörung beitrug.

Akute Belastungen und Schlaflosigkeit

Zu den umgebungsbedingten Schlafstörungen zählen auch die schon erwähnten, meist kurz andauernden Schlafstörungen, die durch intensive emotionale Reaktionen wie z. B. bei Trauer, Arbeitsüberlastung oder vor einer Prüfung verursacht werden.

Ein 28jähriger Kraftfahrzeugmechaniker wandte sich 4 Wochen vor seiner Meisterprüfung an mich und berichtete von dem großen Streß, unter dem er stehe. Nachdem er bereits einmal durch die Prüfung gefallen war, stand er jetzt unter besonders großem Druck. Seine Eltern, die Verlobte und der Chef der Werkstatt erwarteten von ihm ein erfolgreiches Abschneiden. Er konnte sich aber nicht gut konzentrieren, und der theoretische Stoff lag wie ein unüberwindbarer Berg vor ihm. Wenn er im Bett lag, kreisten ihm ständig Gedanken an die Prüfung im Kopf herum. Er brauchte stundenlang, bis er endlich vor Erschöpfung einschlief.

Ich verschrieb dem Patienten zunächst ein kurz wirksames Einschlafmittel, das keine Verstärkung der Tagesmüdigkeit hervorruft. Außerdem erlernte er in 4 Sitzungen erfolgreich die Wärme- und Schwereübungen des autogenen Trainings. Ich wies den Patienten an, diese Übungen zu Hause, vor dem Löschen des Lichts, im Bett zu wiederholen und sich die Selbstinstruktion zu geben: »Schlaf ist nicht so wichtig«. Sichtlich erleichtert reagierte er auch nach einem gemeinsamen Gespräch mit der Verlobten. Das Schlafmittel wirkte sofort und zuverlässig. In der zweiten Woche nahm er es nur noch jede zweite Nacht ein, in der dritten Woche setzten wir es ganz ab. Die Prüfung bestand der Patient ohne Probleme, obwohl er in der Nacht vor der Prüfung kaum schlief. Einige Wochen später teilte er mir mit, er schlafe wieder wie ein »Bär«. Im Nachhinein hätten ihm die Gespräche am besten geholfen. Auch von der Selbstinstruktion, daß Schlaf nicht so wichtig sei, habe er profitiert.

Schlaflosigkeit ohne psychische und körperliche Ursachen

Bei einem großen Teil der Patienten, die eine Schlafambulanz aufsuchen, liegt keine psychische oder körperliche Erkrankung vor. Diagnostisch wird in diesem Fall von einer psychophysiologischen Insomnie ausgegangen. »Psycho« bedeutet, daß Persönlichkeitscharakteristika und die Art und Weise, wie mit belastenden Lebensereignissen umgegangen wird, ursächlich an der Entwicklung der Schlafstörung beteiligt sind und sich »physiologisch« die Schlafstörung in einer veränderten Schlafstruktur niederschlägt. Untersuchungen von Hohagen (1992) und Steinberg et al. (1984) zufolge besteht bei etwa einem Drittel chronisch Schlafgestörter eine psychophysiologische Hyposomnie.

Meist leiden die Patienten schon seit vielen Jahren unter Ein- und Durchschlafstörungen mit Beeinträchtigungen der Tagesbefindlichkeit.

Diese Patienten hatten zwar wegen ihrer Schlafstörungen durchschnittlich 5 bis 6 Ärzte aufgesucht, von ihnen aber nicht die erhoffte dauerhafte Hilfe erhalten.

Typisch bei dieser Art von Schlafstörung ist, daß Zeiten relativ guten Schlafes mit ausgesprochen schlechten Phasen über die Jahre hin abwechseln. Gelegentlich schlafen die Betroffenen in fremden Hotelbetten sogar besser als zu Hause.

Befragt man die Patienten, so erinnern sich viele an den fast genau zu datierenden Beginn ihrer Schlafstörung. Oft konnten sie anläßlich eines Krankenhausaufenthaltes oder während einer persönlich belastenden Situation, wie beruflichen Schwierigkeiten oder einer Trennung vom Ehepartner, plötzlich nicht mehr schlafen. Nachdem schließlich diese Situation abgeklungen war bzw. bewältigt wurde, normalisierte sich der Schlaf trotzdem nicht mehr.

Eine Patientin berichtete, daß ihre Mutter immer eine schlechte Schläferin gewesen sei. Möglicherweise habe sie den »schlechten Schlaf vererbt« bekommen. Schon während der Schulzeit hatte die Patientin öfter Einschlafprobleme gehabt, vor allem im Zusammenhang mit bevorstehenden Klassenarbeiten. Sie hatte diesen Zusammenhang erkannt, und ihr hatten solche Nächte nichts weiter ausgemacht. Während ihres Pädagogikstudiums wohnte sie in einer kleinen Wohnung an einer belebten Straße. Nächtlicher Straßenlärm weckte sie häufiger auf. Nachdem sie mit ihrem damaligen Freund und heutigen Ehemann in eine ruhige Wohngegend umzog, hatte sie keine Probleme mit dem Schlafen mehr. Vor fast acht Jahren hatten sich aber bis heute anhaltende Ein- und Durchschlafprobleme eingestellt. Damals war ihr Ehemann überraschend schwer erkrankt und mußte wegen einer Krebserkrankung zweimal operiert werden. Sie war in dieser Zeit voller Sorge um ihn gewesen. Nächtelang hatte sie sich im Bett hin- und hergewälzt und ihre Gedanken waren immer nur um das Thema gekreist, was sie denn bloß alleine mit der kleinen Tochter machen sollte, wenn der Mann sterben würde. Zur Beruhigung hatte sie sich mit anfänglichem Erfolg dem abendlichen Weingenuß zugewandt. Dadurch war sie ruhiger geworden und konnte besser einschlafen. Die Patientin schränkte den Alkoholgenuß wieder ein und besuchte auf Anraten des Hausarztes einen Kurs für autogenes Training. Mit diesem Entspannungsverfahren hatte sie jedoch Schwierigkeiten gehabt, weil sie die Wärme- und Schwereübung nicht erlernen konnte. Da sie sich nach stundenlangem nächtlichen Wachliegen am Tage oft müde, zerschlagen und unkonzentriert fühlte, hatte sie sich, trotz Abneigung gegenüber Tabletten, immer wieder Schlaftabletten verschreiben lassen, die auch geholfen hatten. Regelmäßig nahm sie aber keine Schlafmittel ein, weil sie Angst vor einer Abhängigkeit hatte. Die Patientin konnte sich ihre anhaltenden Schlafstörungen heute nicht mehr erklären. Der Ehemann war wieder gesund, und es gab keine ernsthaften Probleme in der Partnerschaft oder mit der Tochter. Das Einschlafen war schwierig, aber das Durchschlafen wurde seit einiger Zeit zum Hauptproblem. Wenn sie im Bett lag, machte sie sich regelmäßig Gedanken über Unerledigtes am Tag. Nach frühestens zwei Stunden schlafe sie dann ein. Mehr beeinträchtigte sie aber, daß sie viele Male in der Nacht aufwachte, ihr Schlaf so zerstückelt wurde und sie sich tagsüber müde und wenig leistungsfähig fühlte.

Patienten mit einer psychophysiologisch bedingten Hyposomnie wissen fast alle aus eigener Erfahrung, daß zu Beginn der Störung Schlafmittel meistens gut helfen, die positive Wirkung aber schon nach einigen Wochen nachläßt. Einige Patienten haben autogenes Training gelernt, aber die Erfahrung gemacht, daß ihnen diese Übungen zu Hause schlecht gelingen. Viele Patienten haben auch Erfahrung mit alten Hausmitteln, wie heiße Milch mit Honig, Baldrian oder Hopfen als Tee oder Tropfen. Häufiger suchten sie auch ein Heilpraktiker auf, oder ein Wünschelrutengänger wurde engagiert. Dauerhafte Verbesserungen des Schlafes stellten sich bei der überwiegenden Mehrzahl dieser Patienten jedoch nicht ein.

Ähnlich wie bei der oben beschriebenen Patientin beginnen die Schlafprobleme typischerweise in Zeiten erhöhter psychischer Beanspruchung. In unserem Beispiel begannen die Schlafprobleme im Zusammenhang mit Schulstreß. Eine bis heute anhaltende Labilisierung des Schlafes trat dann akut in engem Zusammenhang mit der schweren Erkrankung des Ehepartners auf.

Das Nichtabschaltenkönnen, die Gedanken über unerledigte Alltagsprobleme, aber auch physiologische Veränderungen wie erhöhte Herzschläge bzw. Muskelspannung sind neben den beschriebenen emotionalen Störfaktoren kennzeichnend für diese Patienten.

Eine solche Konstellation wird von Schlafmedizinern als Ausdruck eines Ungleichgewichts des inneren Erregungsniveaus (»Arousal«) aufgefaßt und als Ursache für die Entstehung von Ein- und Durchschlafstörungen angesehen.

Diese Imbalance alleine kann aber nicht erklären, warum eine Schlafstörung nach Wegfall der belastenden Lebensereignisse fortbesteht, d. h. chronisch wird. Schlechter Schlaf und daraus resultierende Beeinträchtigung der Tagesbefindlichkeit und Leistungsfähigkeit können zu ängstlicher Einstellung, zum verzweifelten »Erzwingen von Schlaf« bzw. mit der zunehmenden negativen Beschäftigung mit dem Schlaf führen. Diese Faktoren verstärken die Imbalance. Alkohol oder Schlaftabletten können ebenfalls zu einer Verstärkung der vegetativen Labilisierung beitragen.

Die oben beschriebene Patientin führte zunächst über vier Wochen lang ein Schlaftagebuch. In der gemeinsamen Besprechung wurde deutlich, daß sie vor besonders schlecht geschlafenen Nächten eine große Zahl kleinerer alltäglicher Belastungen im Schlaftagebuch notierte. Die Untersuchung des Schlafes im Schlaflabor zeigte einen weitgehend mit ihren subjektiven Klagen übereinstimmenden Befund, besonders hinsichtlich ihrer Durchschlafprobleme,

In Abb. 23 ist das Schlafprofil der zweiten Untersuchungsnacht dargestellt. In die ruhige Atmosphäre des Schlaflabors hatte sich die Patientin rasch eingelebt. In der ersten Nacht benötigte sie fast zwei Stunden zum Einschlafen, danach schlief sie nun bereits nach einer halben Stunde ein. Insgesamt dreizehnmal wachte sie

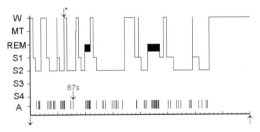

Abb. 23. Hypnogramm einer psychophysiologischen Hyposomnie. *W* wach, *MT* große Körperbewegungen im Schlaf, *S1* und *S2* Leichtschlafstadien, *S3* und *S4* Tiefschlafstadien. *22.30 das Licht wurde gelöscht, 6.30 die Patientin wurde geweckt.*

aber bis zum Wecken um 6.30 Uhr auf (W); sie verbrachte nur einen verschwindend kleinen Anteil im Tiefschlaf (S3).

In diesem Fall wurden verschiedene Behandlungsansätze kombiniert. Zunächst wurde die Patientin aufgefordert, sich abends eine Stunde vor dem Schlafengehen in einen bequemen Sessel ins Wohnzimmer zu setzen und den Tag gedanklich noch einmal ablaufen zu lassen, Unerledigtes auf ein Stück Papier zu schreiben und dann immer zur selben Zeit ins Bett zu gehen, gleich nach dem Hinlegen das Licht auszuschalten, sich ruhig hinzulegen, die Augen geöffnet zu halten und zu versuchen, möglichst lange wach zu bleiben (»paradoxe Instruktion«, s. »Nichtmedikamentöse Behandlung«). Die Patientin gab sich selbst positive gedankliche Instruktionen, wie z. B. »Schlaf ist nicht so wichtig« oder »Der Schlaf wird sich schon irgendwann einstellen«. Zu ihrer eigenen Überraschung schlief die Patientin nach zwei Wochen rascher als sonst, nach etwa einer Stunde, ein. Parallel dazu wurde die Patientin verhaltensmedizinisch in Hinsicht auf Streßmanagement behandelt. Große Akzeptanz fand das zehn Behandlungsstunden umfassende Hatha-Yoga-Entspannungstraining.

Ein Jahr später berichtete die Patientin, daß sie insgesamt zwar rascher einschlafe, immer noch häufiger nachts aufwache, sich tagsüber aber leistungsfähiger fühle. Der Schlaf habe etwas von seiner Wichtigkeit verloren. Im Nachhinein habe ihr der gelassenere Umgang mit Streß und die positiven Vorsätze geholfen. Am wichtigsten für sie sei aber die ganze Zeit das Gefühl gewesen, daß sie ihr Arzt mit ihren Schlafproblemen ernst nahm.

Nichtmedikamentöse Behandlungen versprechen in der Regel bei einer chronifizierten Schlafstörung am ehesten Erfolg.

Mit einem solchen, individuell variierbaren und mit anderen Therapieelementen ergänzbaren Vorgehen kann vielen über Jahre schlafgestörten Patienten geholfen werden.

Schlafstörungen bei psychischen Erkrankungen

Die Verbindung von Schlafstörungen mit psychischen Erkrankungen ist sehr häufig, und nur eine Behandlung, die auf die zugrundeliegende Störung zielt, kann erfolgreich sein. Depressionen und Schizophrenien können mit Schlafstörungen beginnen, bzw. Schlafstörungen können der eigentlichen psychischen Erkrankung vorausgehen.

Patienten, die von Ängsten geplagt werden, können schlecht entspannen und einschlafen. Die Betroffenen entwickeln oft Angst vor der Angst, nicht einschlafen zu können. Im Vordergrund des therapeutischen Vorgehens steht bei diesen Störungen die diagnostische Einordnung der Angsterkrankung und die hieraus resultierenden Strategien, die in erster Linie auf psychotherapeutische und gegebenenfalls unterstützende pharmakologische Behandlung ausgerichtet sind. Wenn der Schlaf erheblich beeinträchtigt ist, kann eine nichtmedikamentöse Behandlung (z. B. Entspannungsverfahren) sinnvoll und für den Patienten hilfreich sein. Vor einer unkritischen Verschreibung von Schlafmitteln, die dem Patientenwunsch nach sofortigem gutem und angstfreiem Schlaf folgt, ist wegen der möglichen Abhängigkeitsentwicklung zu warnen.

Betrachtet man die Ursachen für länger andauernde Störungen des Schlafes, so kann davon ausgegangen werden, daß Depressionen unterschiedlicher Genese und

Ausprägung in bis zu 35 % der Fälle einer Schlafstörung zugrunde liegen. Deshalb wird nachfolgend ausführlicher auf das Problem von Depression und gestörtem Schlaf eingegangen.

Depressionen und Schlafstörungen

Depressionen gehören zu den häufigsten psychischen Störungen. So erkrankt etwa jeder zehnte Erwachsene einmal im Leben an einer Depression. Depressionen können in jedem Lebensalter auftreten, und immer mehr junge Menschen erkranken daran.

Hauptsymptome einer Depression sind eine niedergedrückte Stimmung bis hin zu innerer Leere, mangelnder Antrieb, Erlahmen von Interessen, negative Gedanken und Grübeleien, Appetitstörungen mit Gewichtsverlust und Ein- und Durchschlafstörungen mit frühzeitigem morgendlichen Erwachen. Aber auch hinter vielfältigen körperlichen Beschwerden, für die trotz intensiver Untersuchungen keine Ursache gefunden werden kann, kann eine depressive Störung bestehen, insbesondere dann, wenn die Stimmungslage verändert ist.

Störungen des Schlafes gehen häufig einer Depression voraus, seltener bestehen sie nach Abklingen einer depressiven Störung weiter. Untersucht man den Nachtschlaf schwer depressiver Patienten im Schlaflabor, so finden sich einige charakteristische Veränderungen. Neben dem oft verzögerten Einschlafen tritt der erste REM-Schlaf häufig zeitlich verfrüht auf. Die Strukturanalyse des ersten REM-Schlafes zeigt, daß im Gegensatz zu Gesunden die Bewegungsdichte der schnellen Augenbewegungen bei depressiven Patienten besonders hoch ist. Der Schlaf des Depressiven ist nicht so tief, und viele depressive Patienten erwachen eine bis anderthalb Stunden vor ihrer üblichen Aufstehzeit (Früherwachen).

Ein 47jähriger Mann berichtete, daß seine Schlafstörungen in zeitlichem Zusammenhang mit der Trennung von seiner Ehefrau aufgetreten seien. »Ich habe alles falsch gemacht«, »Nie wieder kann ich glücklich sein«, »Mich interessiert nichts mehr« waren die Äußerungen mit denen er das Gespräch begann. Seine Fehler beschäftigten ihn besonders, wenn er alleine im Bett lag. Er wälzte sich hin und her, schlief irgendwann vor Erschöpfung ein, wachte dann um 2 und um 4 Uhr auf und schlief dann nur noch oberflächlich. Um 7 Uhr mußte er aufstehen, aber um 5.30 Uhr wurde er regelmäßig wach, konnte nicht mehr schlafen und beschäftigte sich mit negativen Gedanken. Jeden Morgen mußte er sich zum Aufstehen zwingen und im Büro sehr zusammennehmen, damit die Arbeitskollegen nichts merkten. Er konnte sich kaum auf die Arbeit konzentrieren. Er hatte keinen Appetit, aß mittags lustlos in der Kantine, abends kochte er sich nichts. Er hatte auch keine Lust, Freunde zu treffen. Er lebte sehr zurückgezogen. Seinem Hausarzt hatte er sich anvertraut, der ihn zu uns schickte. Er war ziemlich hoffnungslos, denn bestimmt habe er eine schwere körperliche Erkrankung.

Bei diesem Patienten wurde die Diagnose einer Depression mit ausgeprägten Schlafstörungen gestellt. Im Vordergrund des ärztlichen Handelns stand hier nicht die Abklärung im Schlaflabor, sondern eine rasche Behandlung der Depression und die begleitende Abklärung möglicher organischer Ursachen.

Im Gesamtbehandlungsplan depressiver Erkrankungen stehen psycho- und pharmakotherapeutisches Vorgehen an erster Stelle. Hier kann auch der antidepressive Effekt einer durchwachten Nacht (therapeutischer Schlafentzug) genutzt werden, da zwischen 60 und 80 % der depressiven Patienten positiv auf diese Maßnahme ansprechen.

Zunächst wurde der Patient krankgeschrieben, um ihn von der ihm im Zusammenhang mit der Depression immer schwerer fallenden Arbeit zu entlasten. Wir sprachen ihm Mut und Zuversicht zu, und mit einer Kombination von kognitiver Verhaltenstherapie und der Verordnung eines Antidepressivums besserte sich die Depression innerhalb von vier Wochen deutlich, so daß er seine Arbeit wieder aufnehmen konnte. Drei Monate später normalisierte sich auch der Nachtschlaf weitgehend, obwohl der Patient der Meinung war, er schlafe noch nicht wieder so tief wie früher.

Schlafstörungen und Abbauerkrankungen des Gehirns

Hirnabbauerkrankungen, vor allem die Alzheimer–Krankheit, sind im höheren und hohen Lebensalter häufig und regelmäßig mit Schlafstörungen verbunden. Die physiologischen Veränderungen des Schlafes sind bei Hirnabbauerkrankungen deutlicher. Dies betrifft vor allem die Kontinuität des Schlafes. Nächtliches Aufwachen wird häufiger und länger, aber auch das Einschlafen verzögert sich, und mit Fortschreiten des Gehirnabbaus verliert sich die Struktur des Schlafes gänzlich. Der Tiefschlaf reduziert sich zunehmend, Strukturmerkmale wie Schlafspindeln in Leichtschlafstadien oder rasche Augenbewegungen im REM-Schlaf bzw. die REM-Schlaf–Phasen überhaupt gehen in ihrer Häufigkeit massiv zurück.

Bei Schlafstörungen, die durch milder ausgeprägte Hirnabbauerkrankungen verursacht werden, sollte zunächst immer ein nichtmedikamentöser Behandlungsversuch unternommen werden. Ein durchstrukturierter Tagesablauf, bei vereinsamten Menschen Förderung von Sozialkontakten (z. B. Besuch einer Tagesstätte), Training verbliebener Hirnleistungsfähigkeit, soweit als möglich viel körperliche Bewegung und Aufenthalt im Freien (Sonnenlicht stabilisiert den Schlaf-Wach-Rhythmus) gehören zu den wichtigsten Maßnahmen. Außerdem kann die Lichttherapie das Ein- und Durchschlafen verbessern helfen (s.»Behandlung von Schlaf-Wach-Rhythmus-Störungen«).

Ärztliche Hilfe ist aber vor allem dann gefragt, wenn stärker hirnorganisch beeinträchtigte Patienten tagsüber schlafen und abends unruhig werden und die Nacht zum Tage machen (sog.»Sundowning–Syndrom»). Auch hier erweisen sich die oben erwähnten Basismaßnahmen (Tagesstruktur – Sozialkontakt – Mobilisierung) als hilfreich. Diese Maßnahmen sind leider aufgrund der oft engen personellen Ausstattung von Alters- und Pflegeheimen nicht durchsetzbar, würden aber bei konsequenter Anwendung sicher die Häufigkeit dieser Störungsbilder und die Menge von verordneten Psychopharmaka reduzieren.

Trotzdem ist es in der Praxis immer wieder notwendig, diese Patienten medikamentös zu behandeln. Die klassischen Benzodiazepinschlafmittel sind jedoch aufgrund der häufig zu beobachtenden paradoxen Effekte (besonders: aufweckende Wirkung oder Auslösung von Verwirrtheitszuständen) in der Regel wenig geeignet. Deshalb werden, bei allen Bedenken in bezug auf die möglichen Nebenwirkungen (s.»Medikamentöse Behandlung von Schlafstörungen«), häufig Substanzen wie Dipiperon oder Eunerpan (Neuroleptika) verschrieben.

▪ Schlafstörungen bei körperlichen Erkrankungen

Zahlreiche körperliche Erkrankungen verursachen Schlafstörungen. Ältere Menschen sind sehr viel häufiger betroffen als jüngere.

Asthma bronchiale, chronisch obstruktive Bronchitis, Veränderungen des Lungengewebes bei Lungenfibrose, Angina pectoris, Herzrhythmusstörungen bzw. Herzschwäche, aber auch chronische Nierenerkrankungen führen aufgrund einer häufig bestehenden Störung der Atemregulation mit Atemstillständen zu vermehrten nächtlichen Wachphasen und damit zu einer Verschlechterung der Schlafeffizienz.

Bei Diabeteskranken entwickelt sich oft im Verlauf der Erkrankung eine Beeinträchtigung der Nervenfunktion (Polyneuropathie), die z. B. zu einem Restless-legs-Syndrom mit Schlafstörungen und exzessiver Tagesmüdigkeit führt. Durch Beeinträchtigungen des autonomen Nervensystems kommt es häufiger zu einer Schlafapnoe.

Auch bei anderen Stoffwechselstörungen kommt es zu Störungen des Nachtschlafes. Bei ausgeprägter Schilddrüsenüberfunktion ist der Schlaf häufig unterbrochen, im Falle einer Unterfunktion kann sich ein Schlafapnoesyndrom entwickeln.

Chronische Schmerzen, z. B. bei rheumatischen Erkrankungen, führen in der Regel zu erheblichen Schlafstörungen. Das Fibromyalgiesyndrom tritt typischerweise vor allem bei Frauen zwischen dem 20. und 50. Lebensjahr auf und ist dadurch gekennzeichnet, daß neben Muskel- und Skelettschmerzen morgendliche Steifigkeit und verstärkte Tagesmüdigkeit mit Abgeschlagenheit und Schlafstörungen bestehen. Schmerzen, aber auch Stoffwechselveränderungen durch Bestrahlungen, Chemotherapie sowie emotionale Faktoren im Zusammenhang mit der Verarbeitung der Erkrankung sind für die häufig zu beobachtenden Schlafstörungen bei bösartigen Tumorerkrankungen verantwortlich. Besteht eine körperliche Erkrankung und klagen Patienten über Schlafstörungen, so ist eine Untersuchung im Schlaflabor immer angezeigt, um eine Atemregulationsstörung bzw. Schlafstörung aufgrund unruhiger, ruheloser Beine auszuschließen. Die spezifischen Behandlungsmaßnahmen für die jeweiligen Störungsbilder werden in dem entsprechenden Kapitel abgehandelt. Bei Schmerzen führt in aller Regel eine effektive Schmerzbehandlung zu einer Verbesserung des Schlafes.

Werden körperliche Erkrankungen medikamentös behandelt, so lösen einige dieser Substanzen selbst gelegentlich Schlafstörungen aus. Dazu gehören bronchienerweiternde bzw. blutdrucksenkende Medikamente, aber auch eine Reihe von Antibiotika und andere Substanzen, die als Blutfettsenker Nebenwirkungen wie Schlafstörungen verursachen. In solchen Fällen, wenn es ärztlicherseits vertretbar ist, sollte ein Wechsel auf andere Substanzen überlegt werden.

Medikamentöse Behandlung

In den letzten Jahren wurde in der Öffentlichkeit kritisch über den weit verbreiteten Einsatz von Schlafmitteln diskutiert. Eine kritische Einstellung gegenüber dem Schlafmittelgebrauch ist aus mehreren Gründen gerechtfertigt:

- Schlafmittel weisen immer Nebenwirkungen auf.
- Bei einigen Substanzgruppen besteht die Gefahr einer Abhängigkeit oder gar Suchtentwicklung.
- Einer Schlafstörung zugrundeliegende Ursachen können verschleiert werden.
- Der Patient kann durch die alleinige Verordnung von Schlafmitteln in eine passive Haltung gegenüber seiner Störung geraten bzw. in einer solchen verharren.

Im Gesamtbehandlungskonzept von schlafgestörten Patienten sollten daher nichtmedikamentöse Behandlungsverfahren an oberster Stelle stehen. In der Praxis zeigen diese Verfahren oft erst nach längerer konsequenter Anwendung positive Auswirkungen auf den Schlaf. Ein hoher individueller Leidensdruck kann aber zu einem schnellen ärztlichen Handeln veranlassen, d. h. zur Verschreibung eines Schlafmittels führen.

Die Einnahme von Schlafmitteln ist dann gerechtfertigt, wenn der Patient bei akuten situativ ausgelösten Schlafstörungen dadurch entlastet werden kann oder Patienten mit organischer oder psychischer Verursachung der Schlafstörungen durch die Einnahme von Schlafmitteln Unterstützung erhalten, um an anderen Behandlungsverfahren aktiv teilzunehmen. Sie können auch dazu dienen, den Teufelskreis zwischen schlechtem Schlaf und Angst vor der kommenden schlaflosen Nacht zu durchbrechen.

Wichtig ist, mit dem Patienten vor der ersten Tabletteneinnahme genau den Ablauf einer medikamentösen Behandlung zu besprechen. Aus diesem Grund hat sich die Aufstellung eines Medikamentenplans bewährt. Dosis, Einnahmezeit, Einnahmedauer und Zeitpunkt der Beendigung werden in einem solchen Plan zusammen mit dem Patienten festgelegt.

sind: Wichtige Regeln für den Umgang mit Schlafmitteln

- Nie ausschließlich mit Schlafmitteln behandeln (Teil eines Gesamtbehandlungsplans).
- Gezielte und zeitlich begrenzte Anwendung (2 bis 4 Wochen, Intervalltherapie).
- Aufstellung eines Medikamentenplanes (keine unkontrollierte Selbstbehandlung).
- Kleinstmögliche Dosis einnehmen (Faustregel: nie mehr als 2 Tabletten).
- Schlafmittel langsam absetzen.

Der Patient wird auch auf die Gefahr der Entwicklung einer Substanzabhängigkeit bei einer unkontrollierten Einnahme und eigenständigen Dauerbehandlung hingewiesen und über Nebenwirkungen aufgeklärt. Risikopatienten, also Patienten, die inadäquat mit Alkohol umgehen oder in der Vorgeschichte unkontrolliert Schlafmittel einnahmen, sollten keine medikamentöse Behandlung mit klassischen Schlafmitteln erhalten. Besondere Vorsicht bei der Verordnung von Schlafmitteln ist bei älteren Menschen angebracht, da sie häufiger und ausgeprägter mit Nebenwirkungen reagieren.

Schlaffördernde Pflanzenheilmittel

Beruhigende und schlaffördernde pflanzliche Mittel sind seit Jahrtausenden bekannt und gehören für uns neben den nichtmedikamentösen Behandlungsverfahren zu den Mitteln der ersten Wahl. Zu den schlaffördernden Kräutern gehören vor allem Johanniskraut, Hopfen, Melissenblätter, Passionsblumenkraut und Baldrianwurzel

Es gibt eine Vielzahl von pflanzlichen Fertigarzneien, die in Form von Dragees, Tabletten, aber auch als schlaffördernde Tees eingenommen werden können. Unterschiedliche Herstellungsverfahren führen zu unterschiedlichen Wirkungsstärken der einzelnen Arzneimittel. Teilweise sind Dosierungen in einzelnen Tabletten oder Dragees eher zu niedrig, so daß für eine erfolgreiche Behandlung tendenziell mehr eingenommen werden sollte. Es gibt zahlreiche Kombinations- und Mischpräparate, wobei vor solchen zu warnen ist, die vordergründig als Pflanzenheilmittel erscheinen, aber in Wirklichkeit zusätzliche andere chemische, z.T. abhängigmachende Substanzen enthalten. Prinzipiell sollte bei der Präparatewahl auf solche Arzneien zurückgegriffen werden, in denen die Anzahl der miteinander kombinierten Stoffe gering und der Alkoholanteil in flüssigen Präparationen möglichst niedrig sind.

Wegen der guten Verträglichkeit und der zu vernachlässigenden Nebenwirkungen – lediglich für Johanniskraut ist eine mögliche Fotosensibilisierung bei hellhäutigen Personen, die sich ungeschützt der Sonne aussetzen, bekannt – sind pflanzliche Arzneimittel gerade auch im höhern Lebensalter gut anwendbar. Ein weiterer großer Vorteil ist die nicht bestehende Abhängigkeitsgefahr.

Johanniskraut (Hypericum perforatum)

Johanniskraut zählt zu den klassischen europäischen Heilpflanzen. Johanniskraut besitzt keine direkte schlafanregende, aber eine beruhigende und entspannende Wirkung. In Dosierungen um 800 mg pro Tag stellt Johanniskraut (z. B. Jarsin oder Hyperforat) ein wirksames stimmungsstabilisierendes bzw. aufhellendes pflanzliches Medikament dar und hat sich in den letzten Jahren auch als ein wirksames Medikament zur Behandlung von leichten bis mittelschweren depressiven Verstimmungszuständen erwiesen.

Hopfen (Lupuli strobulus), Melissenblätter (Melissae folium) und Baldrianwurzel (Valerianae radix)

Diese Substanzen werden häufig in Kombinationspräparaten angeboten. Die häufigste Anwendungsform ist der Tee, wobei die Wirkstoffe mit siedend heißem Wasser übergossen nach 10 bis 15 Minuten Ziehen freigesetzt werden. Es gibt auch den sogenannten Kaltwasserauszug. Dabei werden die Kräuter in kaltem Wasser angesetzt und dann auf Trinktemperatur erwärmt. Es ist wichtig, daß der Tee jeweils kurz vor dem Gebrauch als frische Zubereitung angesetzt wird. Von großen Mengen Tee vor dem Schlafengehen sollte aber Abstand genommen werden, da Tee harntreibend wirkt und Harndrang in der Nacht der stärkste Weckreiz ist.

Baldrian besitzt vor allem eine beruhigende, schlaffördernde und auch stimmungsstabilisierende Wirkung. Ähnlich wirken *Hopfen* und *Melisse*. Neuere wissenschaftliche Untersuchungen belegen die gute Wirksamkeit eines Baldrian-Melisse-Präparates bei leichteren Schlafstörungen.

Die Wirksamkeit von *Passionsblumenkraut (Passiflora herba)* bei Schlafstörungen ist noch nicht ausreichend durch entsprechende Untersuchungen abgesichert. Generell entfaltet sich der Nutzen dieser Pflanzenarzneimittel vor allem im längerfristigen Einsatz. Abbildung 24 zeigt eine Zusammenstellung der schlaffördernden Pflanzen.

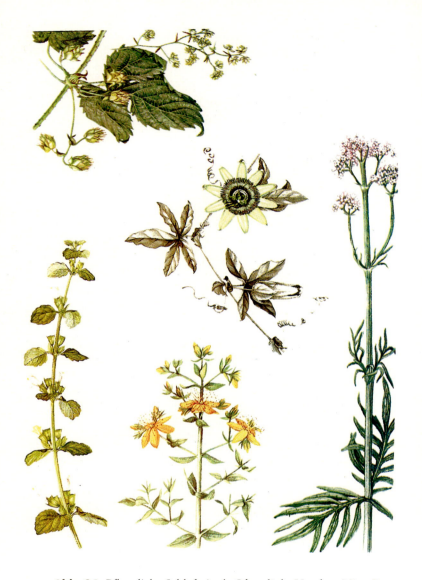

Abb. 24. Pflanzliche Schlafmittel. *Oben links* Hopfen, *Mitte* Passionsblume, *rechts unten* Baldrian, *unten Mitte* Johanniskraut, *links unten* Melisse.

Alkohol

Die älteste schlaffördernde Substanz ist der Alkohol. In kleinen Mengen und nicht regelmäßig eingenommen wirkt er entspannend und dadurch schlaffördernd. Die Gefahr des regelmäßigen Alkoholgenusses in größeren Mengen ist hinreichend bekannt. Regelmäßiger Alkoholgenuß verändert erheblich die Schlafarchitektur. Zwar schläft man schneller ein, der Tiefschlaf wird jedoch vermindert. Man schläft flacher und unruhiger, wacht häufiger und für längere Zeit auf, am nächsten Morgen tritt der bekannte »Hang-over« auf. Alkohol stellt somit auf Dauer kein taugliches Mittel für einen besseren Schlaf dar. Vielmehr verschlechtert sich dieser, und die Gefahr der Abhängigkeitsentwicklung macht Alkohol als Schlafmittel zu einer durchaus gefährlichen Substanz.

Synthetische Schlafmittel

Bei Verordnung synthetischer Schlafmittel sind die auf S. 81 genannten Regeln für den Umgang zu beachten.

Benzodiazepine

Die meisten heute zur Behandlung von gestörtem Schlaf eingesetzten Substanzen stammen aus der Substanzklasse der Benzodiazepine. In den letzten Jahren sind zwei weitere Substanzen hinzugekommen, die sich strukturchemisch von den Benzodiazepinen unterscheiden, in ihrer Wirksamkeit aber gleichwertig sind. Erwartungen, die an ein Schlafmittel gestellt werden, sind in Tabelle 3 dargestellt.

Das erste, 1965 auf den Markt gekommene Benzodiazepinschlafmittel war Mogadan. Der beruhigende,

Tabelle 3. Erwünschte Wirksamkeit eines Schlafmittels. + von zahlreichen Substanzen erfüllt, (+) bei sachgemäßem Umgang mit Benzodiazepinen und möglicherweise bei den neueren Substanzen (Ximovan bzw. Stilnox) möglich, Ø bisher keine Substanz vorhanden, ? auch für die neueren Substanzen fraglich, eventuell geringes Risiko

Rasche Wirksamkeit	+
Gute Verträglichkeit	+
Kein Tagesüberhang	+
Normalisierung einer gestörten Schlafarchitektur	Ø
Keine Probleme beim Absetzen	(+)
Keine Abhängigkeitsentwicklung	?

müdemachende und angstlösende Effekt hat zu einer weiten Verbreitung der Benzodiazepine in der Behandlung von Schlafstörungen geführt.

Generell kann man kurz wirksame von mittellang wirksamen und lang wirksamen Substanzen unterscheiden. Je kürzer die Halbwertszeit ist, d. h. diejenige Zeit bis die Hälfte der Substanz aus dem Blut eliminiert wurde, und je weniger aktive Spaltprodukte von der Muttersubstanz sich bilden, desto besser können sich die Schlafmittel steuern lassen.

Kurz wirksame Schlafmittel reichern sich nicht im Körper an und verursachen keine Hang-over-Beschwerden am nächsten Morgen. Sie wirken in der Regel rasch und erleichtern vor allem das Einschlafen. Nachteil der kurzwirksamen Substanzen ist aber, daß nach längerer Einnahme und raschem Absetzen Alpträume, unruhiger Schlaf bis hin zur absoluten Schlaflosigkeit und Angstzustände auftreten können (sog.»Rebound«).

Tabelle 4. Benzodiazepin- und neuere Nichtbenzodiazepin-Schlafmittel

Kurz wirksame Schlafmittel vor allem bei Einschlafstörungen	Dormicum Halcion Stilnox
Mittellang wirksame Schlafmittel bei Ein- und Durchschlafstörungen	Noctamid Mogadan Planum Remestan Ximovan[a] Rohypnol
Lang wirksame Schlafmittel vor allem bei Durchschlafstörungen, Früherwachen, Angst	Dalmadorm Staurodorm neu Valium

[a] Mittelstellung zwischen kurz und mittellang wirksamen Substanzen

Auch die mittellang wirksamen Benzodiazepine wirken rasch. Sie sind wie auch die kurz wirksamen für Ein- und Durchschlafstörungen nach Abwägung von Vor- und Nachteilen am besten geeignet. Nachteile der mittellang wirksamen Substanzen bestehen in der Tendenz, sich im Fettgewebe anzulagern. Außerdem muß beachtet werden, daß Patienten am nächsten Morgen müde und unkonzentriert sein können.

Bei lang wirksamen Benzodiazepinen dauert es mehr als einen Tag, bis die Substanz zur Hälfte aus dem Blut eliminiert ist, und die Dauer der Eliminationszeit wirksamer Abspaltprodukte kann bis zu 100 Stunden betragen. Diese Substanzen werden vor allem bei Patienten mit schwereren Durchschlafstörungen oder Früherwachen eingesetzt. Nebenwirkungen sind Benommenheit, Orientierungs- oder Merk- bzw. Konzentrationsstörungen, Reaktionszeitverlängerung und anderes, an die sich die Patienten jedoch meistens gewöhnen.

Die Dauer der Wirksamkeit und somit die Steuerungsmöglichkeit sind also wichtige Aspekte bei der Entscheidung, welche Substanz ein Patient verschrieben bekommen sollte. In Tabelle 4 sind die gängigen Medikamente unter Berücksichtigung ihrer Wirkdauer aufgeführt.

Benzodiazepinschlafmittel sind bei sachgemäßer Anwendung im allgemeinen gut wirksam und verträglich.

Sie bewirken:
- Rasches Einschlafen,
- tiefen und ruhigen Schlaf,
- seltenes Aufwachen,
- längeren Schlaf,
- erholsamen Schlaf.

Mögliche zu beachtende Nebenwirkungen von Benzodiazepinschlafmitteln sind:

- Tagesüberhang: »Hang over«; wird verstärkt durch gleichzeitigen Alkoholgenuß.
- Verringerte Konzentrations- und Leistungsfähigkeit.
- Gedächtnislücken (besonders häufig bei älteren Menschen).
- Entspannung der Muskulatur: Risiko von Stürzen (verstärkt durch gleichzeitigen Alkoholgenuß).
- Unruhe, Panik, »besonders wach«, Verwirrtheitszustände (paradoxe Reaktionen; besonders häufig bei älteren Menschen).

- Angst, Unruhe, Schlaflosigkeit bei Absetzen (Rebound).
- Abhängigkeits- und Suchtentwicklung.

Die regelmäßige Einnahme sollte bis auf Ausnahmen auf 2 bis 4 Wochen beschränkt werden, was sich aber in der täglichen Praxis bisher nicht durchgesetzt hat. Wird an eine länger dauernde Behandlung mit diesen Präparaten gedacht, so kann eine Intervalltherapie erwogen werden. Die Intervalltherapie besteht darin, daß der Patient vor Beginn einer Behandlungswoche festlegt, in welchen zwei bis drei Nächten er eine Schlaftablette einnehmen möchte, z. B. vor Tagen mit voraussichtlich besonderen Belastungen. Dieses Vorgehen ist einerseits oft eine erhebliche Erleichterung für den Patienten, andererseits reduziert sich durch die nicht regelmäßige Einnahme das Risiko einer Abhängigkeitsentwicklung.

Aufgrund der Probleme bei der Anwendung von Benzodiazepinschlafmitteln wurden in den vergangenen Jahren zwei neue Substanzen auf dem Arzneimittelmarkt eingeführt (Zopiclon: Ximovan, und Zolpidem: Stilnox und Bicalm) mit der Erwartung, daß sie bei gleicher Wirksamkeit nebenwirkungsärmer sind und weniger häufig zu Abhängigkeiten führen.

Chemisch sind beide Substanzen keine Benzodiazepine, von der Pharmakologie her wirken sie aber wie solche. Die Wirkung dieser beiden Schlafmittel ist am ehesten mit den kurz wirksamen Benzodiazepinen vergleichbar. Eine Beeinflussung der Tagesbefindlichkeit durch Hang-over-Effekte ist gering. Vorläufige Untersuchungsergebnisse weisen darauf hin, daß Rebound-Phänomene bzw. Entzugserscheinungen nach Absetzen eines solchen Präparates selten bzw. gar nicht auftreten.

Die gute Verträglichkeit von Zopiclon wurde anläßlich einer großen Untersuchung in Deutschland kürz-

lich bestätigt. Als Nebenwirkung wurde bei Zopiclon vor allen Dingen von gelegentlich auftretendem bitterem, metallischem Geschmack berichtet. Ob Zopiclon im Hinblick auf die Abhängigkeitsproblematik günstiger als Benzodiazepine zu bewerten ist, kann derzeit noch nicht sicher beantwortet werden. Bislang wurde von einigen wenigen Fällen von Abhängigkeit berichtet.
Auch für Zolpidem wurde in verschiedenen Untersuchungen die gute Wirksamkeit und Verträglichkeit bestätigt. Auch für diese Substanz gibt es einige Meldungen über Abhängigkeitsentwicklungen.

Vor einer unkritischen Verschreibung dieser beiden neuen Substanzen muß gewarnt werden. Genauso wie für die Benzodiazepine ist der zeitlich begrenzte, sachgemäße Umgang mit diesen Substanzen notwendig.

Antihistaminika

Antihistaminika werden hauptsächlich in der Behandlung von Heuschnupfen, Juckreiz und Magengeschwüren eingesetzt. Antihistaminika haben aber auch einen beruhigenden und schlafanregenden Effekt. Aus diesem Grund werden freiverkäufliche Schlafmittel mit Substanzen wie Diphenhydramin (z. B. Halbmond-Tabletten) oder Kombinationspräparate wie Betadorm oder Vivinox häufig von schlafgestörten Patienten eingenommen. Bei längerer Einnahme dieser Substanzen wird aber häufig ein Wirkungsverlust beobachtet. Unerwünschte Nebenwirkungen sind z. B. Mundtrockenheit, Verstopfung oder Beschwerden beim Wasserlassen. Bei Überdosierungen kann es zu Halluzinationen, Koordinationsstörungen bis hin zu Atemlähmung und Koma kommen.
Bei den heute bestehenden medikamentösen Behandlungsmöglichkeiten sind Antihistaminika nur eine

von verschiedenen Alternativen. Besonders Patienten mit leichten, nichtchronifizierten Schlafstörungen können von solchen Substanzen profitieren. Ältere Menschen sollten von diesen Substanzen Abstand nehmen, da das Risiko für die Auslösung von Verwirrtheitszuständen erhöht ist.

Antidepressiva

Seit vielen Jahren ist die schlafverbessernde Eigenschaft von antidepressiv wirkenden Substanzen bekannt. Dazu gehören z. B. Saroten, Aponal, Sinquan, Stangyl, Tombran oder Tolvin. Diese Substanzen haben eine relativ lange Wirkzeit, so daß sie, wenn sie beim Zubettgehen eingenommen werden, nicht nur schlafverbessernd, sondern am nächsten Tag noch stimmungsaufhellend, angstlösend und beruhigend wirken können.

In der klinischen Praxis verordnen wir niedrige Dosierungen von Antidepressiva, die ein bis zwei Stunden vor dem Schlafengehen eingenommen werden. Diese reduzieren bei chronisch schlafgestörten Patienten abendliche Spannungsgefühle und mögliche Ängste und erleichtern so das Einschlafen. Diese Substanzen können auch die bisherige Dosis von Benzodiazepinschlafmitteln reduzieren und deren langsames Absetzen nach langjähriger Einnahme erleichtern.

Relativ häufig treten unerwünschten Nebenwirkungen auf, vor allem Mundtrockenheit, seltener Schwitzen, Schwindel, Verstopfung oder Störungen des Wasserlassens. Patienten, bei denen eine Vergrößerung der Vorsteherdrüse, Herzrhythmusstörungen oder eine Erhöhung des Augeninnendrucks besteht, sollten nicht mit den klassischen Substanzen, z. B. Saroten, Aponal oder Stangyl behandelt werden, sondern eher mit Tombran oder Tolvin, bei denen diese Gegenanzeigen nicht bestehen. Auf jeden Fall erfordert die Behandlung mit

Antidepressiva vor Beginn eine gründliche internistische und neurologische Untersuchung sowie eine Blutuntersuchung und ein Elektrokardiogramm.

Neuroleptika

Ein großer Teil der Neuroleptika, die als Psychopharmaka ihre Hauptanwendung bei schizophrenen Erkrankungen haben, wirken schlafanregend. Neuroleptika haben wie Antidepressiva zahlreiche Nebenwirkungen; Abhängigkeitsentwicklungen sind aber nicht zu erwarten. Eine langfristige Anwendung ist mit größter Vorsicht zu erwägen, da es zu nicht mehr rückbildungsfähigen Bewegungsstörungen kommen kann.

Präparate wie Dipiperon, Eunerpan oder Dominal werden besonders älteren Patienten verordnet, da Nebenwirkungen auf das Herz-Kreislauf-System, wie sie z. B. bei Antidepressiva beobachtet werden, weitgehend fehlen. Außerdem ist das Risiko von Verwirrtheitszuständen gering.

> Neuroleptika, die auch als schlaffördernde Arzneimittel eingesetzt werden können, sind vor allem dann sinnvoll, wenn eine Abhängigkeit z. B. von Alkohol oder Medikamenten besteht. Sie können auch bei medikamentös unterstütztem Entzug von abhängigmachenden Schlafmitteln eingesetzt werden. Das Spektrum der möglichen kurzfristigen und langfristigen Nebenwirkungen darf aber keinesfalls außer acht gelassen werden.

Körpereigene Schlafsubstanzen

Vor einigen Jahren wurde in Fachkreisen mit großer Beachtung die Entwicklung des tiefschlafinduzierenden Peptids *(DSIP = Delta-Sleep-Inducing-Peptid)* aufgenommen. Verschiedene Untersucher beurteilten diese Substanz, die einem körpereigenen Schlaffaktor entsprechen soll, im Hinblick auf die Behandlungsmöglichkeiten von Ein- und Durchschlafstörungen sehr positiv. Jedoch fielen weitere Untersuchungen so widersprüchlich aus, daß die Anwendung beim Menschen nicht zu empfehlen ist.

Bis zum Herbst 1989 waren L-tryptophanhaltige Schlafpräparate auf dem Markt. Die Aminosäure *L-Tryptophan* wird im Hirnstoffwechsel zu der Überträgersubstanz Serotonin umgebildet und spielt wahrscheinlich eine Rolle in der Regulation des Schlaf-Wach-Rhythmus. Grundlage der Behandlung mit Tryptophan war, einen möglicherweise bestehenden Serotoninmangel durch ein vermehrtes Angebot auszugleichen. Viele Patienten erreichten durch diese Substanz, die nicht abhängig macht und praktisch nebenwirkungsfrei ist, eine Verbesserung ihres Schlafes.

Die Substanz wurde aber 1989 vom Markt genommen, nachdem Patienten häufiger über Gelenkschmerzen, Schwellungen der Arme und Beine, Hautausschlag und mitunter auch Fieber berichteten. Die Ursache dieser gefährlichen Nebenwirkungen, die in Zusammenhang mit der Einnahme von Tryptophan zu sehen waren, ist bis heute noch nicht restlos aufgeklärt.

Eine weitere körpereigene Substanz zur Behandlung von Schlafstörungen ist *Melatonin*. Melatonin wird im Organismus aus der Aminosäure L-Tryptophan gebildet und durch den Einfluß von Tageslicht von der Zirbeldrüse im Gehirn ausgeschieden. Beim Tier und auch beim Menschen wurde eine schlafanregende und den Schlaf-

Wach-Rhythmus stabilisierende Wirkung nach Zeitzonenverschiebung bei Transkontinentalreisen festgestellt. Die bisherigen Untersuchungsergebnisse zeigen, daß niedrige Dosierungen einen einschlaffördernden Effekt besitzen, bei mittleren Dosierungen aber keine Verbesserung und bei hohen Dosierungen sogar eine Verschlechterung des Schlafes eintritt. Es bedarf weiterer Untersuchungen, bevor Melatonin für eine Routineanwendung zur Verfügung stehen kann.

Abhängigkeit von Schlafmitteln

Unkenntnis über die Risiken der Abhängigkeit von Schlafmitteln und fehlendes Wissen über Behandlungsalternativen sowie Ansprüche der Patienten an den Arzt, mit Hilfe einer Tablette sofort und möglichst immer gut zu schlafen, führten zu der weitverbreiteten und oft langandauernden Verordnung von Schlafmitteln. Es ist auch noch nicht lange her, daß in vielen Krankenhäusern Patienten am Abend routinemäßig gefragt wurden, welches Schlafmittel sie denn gerne hätten.

Durch die Erfahrung, daß Schlafmittel auf der einen Seite rasch und wirksam helfen, auf der anderen Seite jedoch der Schlaf sich nach sofortigem Absetzen der Tablette massiv verschlechtert, Unruhegefühle bis hin zu Angstzuständen auftreten (Rebound-Beschwerden), meinen viele schlafgestörte Patienten, daß sie ohne ein Schlafmittel nicht mehr schlafen können. Wohlbefinden und Leistungsfähigkeit am Tag werden unmittelbar auf die abendliche Einnahme des Medikaments bezogen. Viele Patienten haben Angst vor einer Abhängigkeit, beruhigen sich aber damit, daß sie ja nur eine halbe oder eine Vierteltablette einnehmen müssen und somit die Schädlichkeit der Chemie eingeschränkt sei. Andere Patienten machen die Erfahrung, daß die Wirkung des Medikaments nach drei oder vier Wochen nachläßt und nehmen dann eine halbe oder ganze Tablette mehr ein; das Ein- und Durchschlafen funktioniert zunächst wieder besser. Nach Ausstellung einiger Wiederholungsrezepte wird der behandelnde Arzt jedoch skeptisch. Oft verschreibt er dann ein anderes Medikament, meist ebenfalls aus der häufigst verordneten Stoffreihe der Benzodiazepine. Die anfängliche Wirksamkeit und dann der Wirkverlust über einen längeren Zeitraum setzt sich aber auch bei dem neu verordneten Medikament fort. Zahlreiche Patienten, die oft jahrelang Schlafmittel einnahmen, nehmen diese zwar weiterhin, obwohl sie schon lange nicht mehr richtig helfen.

> Eine 50jährige verwitwete Patientin stellte sich in der Ambulanz mit dem Wunsch vor, ärztliche Hilfe für das Absetzen von seit vielen Jahren eingenommenen Schlafmitteln zu erhalten. In Tageszeitungen, Illustrierten und im Fernsehen hätte sie immer wieder Berichte über die Schädlichkeit von langfristig eingenommenen Schlafmitteln gelesen bzw. gehört und bei sich selbst ein Nachlassen ihres Gedächtnisses bemerkt.
> Ihre Schlafmitteleinnahme hatte vor 15 Jahren begonnen. Damals war ihr Ehemann ganz plötzlich an einem Herzinfarkt gestorben. Diesen schweren Schlag konnte sie kaum verschmerzen. Sie hatte sich monatelang innerlich leer und antriebslos gefühlt und keinen rechten Sinn im Weiterleben gesehen. Sie hatte zwar von allen Seiten Trost erhalten, aber eigentlich hatte nur der Gedanke an ihre zwei halbwüchsigen Kinder ihr letztendlich den Lebensmut zurückgegeben. In dieser Zeit lag sie nächtelang im Bett, konnte nicht schlafen und grübelte.

Schließlich war sie zu ihrem Hausarzt gegangen, der ihr irgendein Schlafmittel verschrieb. Das Mittel hatte sie beruhigt und ihr das »Abschalten« erleichtert, so daß sie wieder schlafen konnte. Etwa ein Jahr lang hatte sie die Tabletten eingenommen und sie, als es ihr wieder gut ging, problemlos abgesetzt.

Schließlich nahm sie wieder einen Bürojob an, hatte aber viel Ärger mit Vorgesetzten gehabt, die wenig Rücksicht darauf nahmen, daß sie nach Jahren der Kindererziehung längere Zeit als andere brauchte, sich in die Bedienung eines Schreibcomputers einzuarbeiten. Die Schlafstörungen waren wieder aufgetreten, und sie griff wieder zu Schlafmitteln. Trotz eines seit Jahren harmonischen Arbeitsklimas, einer guten Beziehung mit einem verständnisvollen neuen Lebenspartner und einer erfreulichen beruflichen und persönlichen Entwicklung der Kinder, hatte sie bis auf wenige Nächte – nach kurzfristigem Absetzen mit der Erfahrung unangenehmer körperlicher Begleiterscheinungen – seit nunmehr zwölf Jahren praktisch keine Nacht mehr ohne irgendein Mittel geschlafen. Schon länger halfen aber die Schlafmittel nicht mehr wie zu Anfang bzw. wie nach Wechseln einer Substanz. Sie hatte die Dosis erhöht, und manchmal kombinierte sie auch verschiedene Mittel, um wenigstens ein paar Stunden Schlaf zu finden.

Die Patientin nahm zum Zeitpunkt ihres Besuchs in der Schlafambulanz jeden Abend ein bis zwei Tabletten Rohypnol und zusätzlich in wechselnder, selbst vorgenommener Dosierung 10 mg Valium ein. Dazu trank sie zum besseren Schlafen regelmäßig zwei Glas Rotwein.

Das Absetzen von jahrelang eingenommenen Schlafmitteln ist oft sehr schwierig. Unabdingbar für ein erfolgreiches Vorgehen ist die Motivation des Patienten, eine Therapie durchzuhalten, und das Vertrauen zu dem behandelnden Arzt.

Über Monate und Jahre weitgehend regelmäßig eingenommene Schlafmittel sollten nie abrupt abgesetzt werden, da die Rückfallgefahr sonst sehr groß ist. Viele Patienten machen die Erfahrung mit Rebound–Beschwerden, wie absoluter Schlaflosigkeit, Unruhe und Angstgefühlen. Die körperlichen und psychischen Beschwerden sind z. T. sehr heftig, dauern zwar in der Regel nur einige Tage, veranlassen jedoch den Patienten zur Wiedereinnahme der Schlafmittel.

Deshalb bieten sich alternative Strategien an. Das am weitesten verbreitete Vorgehen zum Absetzen von Schlafmitteln ist das »Dosis-Tappering«. »Tappering« bedeutet, daß über einen längeren Zeitraum die Dosis langsam und in kleinen Schritten reduziert und schließlich ganz abgesetzt wird. Der Zeitraum wird individuell mit den Patienten vereinbart. Er kann acht Wochen aber auch bis hin zu einem Jahr betragen.

Im Falle der oben beschriebenen Patientin, die ein mittellang (Rohypnol) und ein lang wirksames Benzodiazepin (Valium) einnahm, rechneten wir die Gesamtdosis der Medikamente in »Diazepam (Valium)-Äquivalenz-Einheiten« um, verschrieben für den Zeitraum des Absetzens Valium in Tropfenform und reduzierten über sechs Monate erfolgreich die abends eingenommene Tropfenzahl. Wichtig war auch die Einsicht unserer Patientin, nachdem wir sie über die Wechselwirkungen von Alkohol und Medikamenten aufgeklärt hatten, vom abendlichen Rotwein Abstand zu nehmen.

Parallel zum Absetzen des Schlafmittels vermitteln wir den Patienten die Grundregeln des normalen Schlafs

(Schlafedukation) und die Anweisungen für eine gute Schlafhygiene (s.»Nichtmedikamentöse Therapieverfahren«). Wir besprechen anhand des Schlaftagebuchs Fortschritte und Schwierigkeiten, motivieren die Patienten, ein Entspannungsverfahren zu lernen, und arbeiten auf eine Änderung der mit dem Schlaf verbundenen Erwartungen hin. Das endgültige Absetzen des letzten Viertels einer Tablette bereitet immer die größten Schwierigkeiten. Deshalb motivieren wir die Patienten auch zu einer Neuinstallation eines im Zusammenhang mit dem Insbettgehen ablaufenden Rituals.

Ist das reine »Dosis-Tappering« für einzelne Patienten zu schwierig durchzuhalten, kombinieren wir das Schlafmittel mit einem nicht abhängig machenden Antidepressivum (s.»Antidepressiva«). Eine Stunde vor dem Schlafengehen sollen die Patienten dann eine k eine Dosis eines Antidepressivums (z. B. Stangyl als Tropfen, Aponal, Tolvin oder Saroten als Tablette) und kurz vor dem Schlafengehen ihr übliches Schlafmittel einnehmen. Durch eine solche Kombinationsbehandlung fällt es den Patienten fast immer leichter, das Schlafmittel zu reduzieren und ganz abzusetzen.

Ein etwas anderes, seit kurzem propagiertes Vorgehen besteht darin, die Patienten von einem Benzodiazepinschlafmittel auf eines der neueren, gut wirksamen Schlafmittel (z. B. Ximovan oder Bikalm, Stilnox) umzustellen. Da diese weitgehend frei von Rebound-Effekten sind, können sie nach einer Stabilisierungsphase müheloser abgesetzt werden.

Das Problem der Abhängigkeit, überwiegend von kleinen Dosierungen von Schlafmitteln stellt ein nicht zu unterschätzendes Gesundheitsproblem dar. Aus diesem Grund wird die Verschreibungsmöglichkeit von Benzodiazepinschlafmitteln vom Gesetzgeber in Zukunft, bis auf zu begründende Ausnahmen, zeitlich begrenzt. In der

Praxis gibt es aber Einzelfälle, bei denen eine Verordnung von Schlafmitteln über viele Jahre die Lebensqualität erhält und deshalb auch eine langfristige Behandlung über Jahre gerechtfertigt ist.

> Eine 72jährige Frau kam auf Veranlassung ihrer Tochter zu uns in die Ambulanz. Seit dreißig Jahren hatte sie regelmäßig ein Viertel einer Schlaftablette eingenommen. Sie hatte immer gut damit geschlafen, keine Nebenwirkungen erlebt. Ihr alter Hausarzt, von dem sie die Tabletten verschrieben bekam, war im vergangenen Jahr gestorben. Der junge Nachfolger hatte der alten Dame gesagt, daß sie von ihm keine weiteren Schlafmittelrezepte erhalten würde. Die Vierteltablette sei wahrscheinlich nur eine Gewohnheit, die sie als körperlich relativ gesunde und geistig rege Patientin auch weglassen könne. Er empfahl ihr gegebenenfalls Baldriantabletten einzunehmen. Nachdem der Patientin die Schlaftabletten ausgegangen waren, erlebte sie die schon beschriebenen heftigen Rebound–Beschwerden. Die Tochter suchte deshalb besorgt ihren eigenen Hausarzt auf, der eine kleine Dosis eines Antidepressivums für die Mutter verschrieb. Die Patientin hatte diese Substanz auch gut vertragen und war relativ gut am Abend eingeschlafen. Nach zwei oder drei Stunden Schlaf wachte sie jedoch regelmäßig auf und konnte dann nicht wieder einschlafen. Am Tage legte sie sich zwar aufs Sofa, konnte dann aber auch nicht schlafen. Sie fühlte sich tagsüber müde, und die Konzentrationsfähigkeit war schlecht.

In der Untersuchung im Schlaflabor fand sich eine erheblich gestörte Schlafarchitektur. Nach zwei Eingewöhnungsnächten schlief die Patientin innerhalb einer halben Stunde ein, vertiefte den Schlaf regelrecht, wachte dann aber immer wieder für kurze Zeit, meist nur eine halbe Minute lang auf. Von 2.30 Uhr an wechselten sich leichter Schlaf mit längeren Wachphasen ab.

Der Befund einer ausgeprägten Schlafstörung konnte bestätigt werden. Trotz hoher Motivation der Patientin bei der Umsetzung unserer nichtmedikamentösen Behandlungsverfahren verbesserte sich, auch nach einer Kontrolluntersuchung im Schlaflabor, der Schlaf nicht entscheidend. Wir entschieden uns deshalb zum Einsatz des Nichtbenzodiazepins Zopiclon (Ximovan). Von der ersten Nacht an schlief die Patientin ihrem subjektiven Urteil zufolge »phantastisch«. Dies ist auch heute, ein Jahr nach der ersten Einnahme, der Fall.

Generell gehen wir in unserer ambulanten Tätigkeit aber so vor, daß wir bei langjähriger Schlafmitteleinnahme einen gut vorbereiteten Absetzversuch unternehmen und diesen mit einer konsequenten nichtmedikamentösen Behandlung bzw. auch mit der vorübergehenden Gabe von anderen Substanzen begleiten. Einzelne Patienten, meist ältere, bei denen ein solches Vorgehen nicht möglich ist, die in ihrer Tagesbefindlichkeit erheblich beeinträchtigt sind, und deren Schlafarchitektur erheblich gestört bleibt, kommen für eine langfristige Schlafmittelbehandlung in Frage.

▪ Therapien ohne Medikamente

Alle nichtmedikamentösen Behandlungen sollen die Einstellung des Patienten gegenüber dem eigenen Schlaf verändern.

An den Beginn jeder Behandlung wird eine Einführung in den normalen Schlaf (»Schlafedukation«) gestellt.

Sie umfaßt einen Überblick über das, was einen normalen Schlaf ausmacht:

- wieviel Schlaf notwendig ist,
- wie schnell andere Menschen einschlafen,
- wie häufig man in der Nacht aufwacht und
- wie sich der Schlaf im Alter verändert.

Der Patient wird außerdem über äußere Störfaktoren wie Lärm, Klimaeinflüsse und Ernährung informiert. Ebenso werden die Regeln einer guten Schlafhygiene vermittelt:

- Regelmäßige Zeiten für das Zubettgehen und das morgendliche Aufstehen.
- Nur Zubettgehen, wenn man wirklich müde ist. Das Bett ist zum Schlafen da.
- Schaffen von angenehmen Schlafbedinungen.
- Nicht hungrig oder mit übervollen Magen ins Bett gehen.
- Flüssigkeitsmenge am Abend beschränken.
- Keinen Alkohol vor dem Schlafengehen trinken.
- Koffeinkarenz am Abend (mit Ausnahmen).
- Entspannende Abendgestaltung.
- Regelmäßige Spaziergänge oder/und leichte Gymnastikübungen am Abend.
- Gestaltung des Tagesablaufs.
- Keinen Mittagsschlaf (mit Einschränkung).

Nachfolgend werden die in der klinischen Praxis eines Schlafmediziners am häufigsten angewandten Behandlungsverfahren beschrieben. Die nichtmedikamentösen Verfahren, die oft miteinander kombiniert werden, sind die wichtigsten Bestandteile einer auf Dauer erfolgreichen Behandlungsstrategie. Sollen sie zu einem besseren Schlaf führen, müssen sie individuell auf den Patienten abgestimmt werden. Detaillierte Beschreibungen weiterer angewandter Methoden, die im wesentlichen aus der Verhaltenstherapie stammen, finden sich bei Linden und Hauzinger (1993).

Spezielle Schlafanweisungen (Stimulus-Kontroll-Behandlung)

Das Ziel der sogenannten Stimulus-Kontroll-Instruktion ist, dem schlaflosen Patienten zu helfen, daß er selbst wieder lernt, schneller ein- und besser durchzuschlafen (Bootzin 1991).

Viele Schlaflose beschäftigen sich, wenn sie im Bett liegen, mit Tätigkeiten, die nicht mit einem raschen Einschlafen vereinbar sind. Sie lesen im Bett, telefonieren, schauen Fernsehen, essen, hören Musik oder beschäftigen sich mit belastenden Tagesereignissen. Häufig entstehen bei den Betroffenen, sobald sie das Schlafzimmer betreten, Angst und Gefühle der Frustration im Zusammenhang mit dem krampfhaften Versuch einzuschlafen. Sie schlafen häufig vor dem Fernseher ein, sind aber, wenn sie ins Bett gehen, wieder hellwach. Manchmal berichten chronisch Schlafgestörte, daß sie in fremden Betten, z. B. im Urlaub, viel besser als zu Hause schlafen können.

Die grundsätzlichen Anweisungen der Stimulus-Kontroll-Instruktion:

1. Lege dich nur ins Bett und versuche zu schlafen, wenn du wirklich müde bist.

2. Das Bett ist nur zum Schlafen da, d. h. iß nicht, lies nicht, schau kein Fernsehen, beschäftige dich nicht mit Tagesereignissen.

3. Kannst du nicht einschlafen, so stehe spätestens nach 10 Minuten wieder auf, gehe in ein anderes Zimmer und bleibe dort, so lange Du willst.
4. Kehrst du ins Bett zurück, dann stehe wieder auf, wenn du nicht einschlafen kannst, und wiederhole das Ganze.
5. Stehe jeden Morgen zur selben Zeit auf, egal wie lange du geschlafen hast. Stelle Dir einen Wecker.
6. Schlafe nicht während des Tages.

Obwohl diese Anweisungen zunächst einfach und vielleicht etwas lapidar erscheinen, so haben sie doch einen wichtigen theoretischen Hintergrund.

Schlafgestörte Patienten sollen durch diese Maßnahmen wieder sensibler gegenüber dem eigenen Gefühl von Müdigkeit werden, und wenn sie Müdigkeit körperlich verspüren, eher einschlafen. Dies wird mit der Anweisung erreicht, nur wieder ins Bett zurückzukehren, wenn man Müdigkeit verspürt.

Nicht im Bett zu lesen oder nachzudenken, bedeutet, daß das Beschäftigen mit solchen Gedanken an einem anderen Ort, d. h. außerhalb des Bettes, stattfinden soll. Wir schlagen den Patienten deshalb vor, sich in einen bequemen Stuhl zu setzen und über den vergangenen Tag so lange nachzudenken, bis sie der Meinung sind, daß alles bedacht und über alles nachgedacht wurde. Erst dann soll sich der Patient die Instruktion geben: »Jetzt ist alles erledigt, jetzt kann ich ins Bett gehen«.

Die Stimulus-Kontroll-Behandlung soll weiter dazu beitragen, daß der Patient neue Routinen entwickelt, die das Schlafen erleichtern. Hierzu dient z. B. die Aufforderung, wenn man nach 10 Minuten nicht eingeschlafen ist, wieder aufzustehen. Damit wird angestrebt, daß der schlafgestörte Patient besser mit seiner Schlafstörung umgehen kann und sensibler gegenüber seinem eigenen Schlaf-Wach-Rhythmus wird.

Das immer wieder zur gleichen Zeit geforderte Aufstehen soll verhindern, daß viele Schlafgestörte ihren irregulären Schlaf-Wach-Rhythmus aufrechterhalten. Manchmal gehen sie sehr früh am Abend ins Bett und stehen am nächsten Morgen, wenn sie können, sehr viel später auf. Am nächsten Abend gehen sie sehr spät ins Bett, weil sie die Erfahrung gemacht haben, daß sie in der vergangenen Nacht doch nicht einschlafen konnten. Arbeitsbedingt müssen sie dann z. B. am nächsten Morgen sehr früh aufstehen und sind noch müder und zerschlagen. Ein regelmäßiges Insbettgehen und Aufstehen reguliert aber den Schlaf-Wach-Rhythmus und erleichtert das Einschlafen.

Die Anweisung, tagsüber nicht zu schlafen, soll verhindern, daß sich der Patient irgendwann während des Tages, besonders am frühen Abend, hinlegt, und so den Schlafdruck für die kommende Nacht abbaut. Ein kurzer Tagschlaf zur immer gleichen Zeit zwischen 14 und 15 Uhr von maximal einer halben Stunde ist jedoch durchaus nützlich und dem abendlichen Einschlafen nicht abträglich. Diese Empfehlung geben wir besonders älteren schlafgestörten Patienten.

Auch bei diesem Verfahren wird ein Schlaftagebuch geführt, das gemeinsam mit dem behandelnden Arzt besprochen wird, um zusammen mit dem Patienten den Behandlungserfolg nachzuvollziehen.

Etwa einem Drittel der langjährig chronisch schlafgestörten Patienten kann mit diesem Verfahren zu einem besseren Schlaf verholfen werden.

Die Stimulus-Kontroll-Behandlung kann mit einzelnen Patienten, aber auch in Gruppen von 5 bis 7 Teilnehmern durchgeführt werden.

Schlafbegrenzungstherapie

Auf der Basis des Schlaftagebuches, das der Patient über mindestens 4 Wochen geführt hat, wird mit dem Patienten zunächst die Zeit festgelegt, die er im Bett verbringt. Dann wird gemeinsam ein als Kernschlafzeit bezeichneter Bereich von mindestens viereinhalb Stunden lokalisiert, während der der Patient am ehesten Schlaf findet.

Schläft der Patient z. B. gegen 0.30 Uhr ein, wird die Zubettgehzeit für diesen Zeitpunkt vereinbart, und wenn der Wecker gegen 6.00 Uhr läutet, wird dies als die Aufstehzeit definiert. Über einen Zeitraum von etwa 8 Wochen soll der Patient mit Hilfe einer nicht tickenden Digitaluhr mit Leuchtziffern einschätzen, wieviel er tatsächlich in dieser reduzierten Nachtzeit geschlafen hat. Hat er in 5 aufeinander folgenden Nächten über 90 % der im Bett verbrachten Zeit geschlafen, so wird man im nächsten Schritt die Insbettgehzeit um 15 Minuten nach vorne verschieben. Die Behandlung wird in diesen 15-Minuten-Schritten fortgeführt, und zwar so lange, bis der Patient wieder etwa 7 Stunden schläft. Diese Methode ist oft schwer durchzuhalten, aber sehr effektiv, wenn der Patient konsequent mitarbeitet.

Zu Beginn dieser Behandlung wird dem Patienten erläutert, daß er insbesondere am späten Nachmittag und in den frühen Morgenstunden oft größere Müdigkeit verspüren und Schwierigkeiten haben wird, wach zu bleiben. Es ist deshalb wichtig, vorher einen Plan aufzustellen, welche Aktivitäten durchzuführen sind, um ein Einschlafen zu verhindern.

Die Erfahrungen werden wöchentlich in der Ambulanz besprochen. Es hat sich auch bewährt, daß sich die Patienten beispielsweise täglich auf dem Anrufbeantworter der Ambulanz melden und mitteilen, wann sie in der vergangenen Nacht ins Bett gegangen sind, wie lange sie brauchten, um einzuschlafen, wann sie am nächsten Morgen aufstanden, wieviel Zeit sie in der Nacht schlafend verbrachten und ob sie große Schwierigkeiten mit dem Wachbleiben am Tage hatten.

Diese Behandlung führt zunächst dazu, daß die Patienten wegen der reduzierten Schlafzeit ein Schlafdefizit haben, was kompensatorisch den physiologischen Einschlafdruck erhöht.

Durch eine enge Einbeziehung des Patienten in die Behandlung reduziert sich sehr häufig die Intensität von ängstlichen Erwartungen gegenüber dem Schlaf, was dem Patienten das Ein- und Durchschlafen erleichtert.

Gedankenstopptraining und Konzentration auf beruhigende Gedanken

Viele Patienten, die unter hartnäckigen Einschlafstörungen leiden, beschäftigen sich oft schon tagsüber, spätestens aber am Abend, wenn sie ins Bett gehen wollen, mit negativen, auf die kommende Nacht bezogenen Gedanken. In der Praxis berichten Patienten z. B. über Gedankengänge wie: »Das Einschlafen wird heute Nacht sicher wieder nicht klappen«, »Wenn ich kein Schlafmittel nehme oder kein Bier trinke, kann ich sowieso nicht einschlafen« oder »Jetzt liege ich schon wieder eine Dreiviertelstunde wach, ich kann bestimmt nicht mehr einschlafen, der morgige Tag wird wieder eine Katastrophe«.

Um solche negativen Gedanken abzustellen, bietet sich das Erlernen des weit verbreiteten und einfach zu erlernenden Gedankenstopptrainings an.

Der Therapeut fordert den Patienten während der Behandlung auf, sich mit geschlossenen Augen diese negativen Gedanken innerlich vorzusprechen. Für den Patienten unerwartet ruft der Therapeut dann »stopp«. Dies führt zu einer Schreckreaktion. Der Patient ist in diesem Augenblick unfähig, nach dem Stoppruf diesen Gedanken weiterzudenken. Danach wird das Ganze wiederholt, der Patient soll jedoch den Finger heben, während er das Negative denkt. Wieder ertönt unvermittelt der Stoppruf. Diesen Stoppruf übernimmt der Patient beim weiteren Üben selbst. Dies geschieht solange, bis der Patient diesen Stoppruf nur noch in seiner Vorstellung durchführt. Zu Hause soll er dann zweimal täglich 5 bis 10 Minuten üben. Mit diesem Verfahren kann der Patient seine negativen Gedanken unterbrechen.

Die Konzentration auf beruhigende Gedankenbilder, wie »Keine Sorge, wenn ich Schlaf brauche, wird er schon kommen«, »Jetzt ist Tag, da brauche ich mir keine Gedanken über die kommende Nacht zu machen«, »Selbst, wenn ich jetzt nicht einschlafe, reicht die Erholung für den nächsten Tag« kann schlafbezogene Befürchtungen und Ängste verdrängen, so daß Einschlafen oder Wiedereinschlafen nach nächtlichem Aufwachen erleichtert werden. Dieses Vorgehen wird auch als kognitive Fokussierung bezeichnet.

Paradoxe Schlafanweisung

Andere schlafgestörte Patienten berichten, daß sie schon zahlreiche Ratgeberbücher für Schlafgestörte gelesen und schon viele der Verhaltensratschläge ohne Erfolg ausprobiert hätten, trotz aller Versuche aber nicht einschlafen könnten. Oft haben sie regelrecht Angst vor dem Schlaf.

Es erscheint zunächst widersinnig (paradox), daß wir den Patienten als ersten nichtmedikamentösen Weg folgendes vorschlagen: Sie sollen über 2 Wochen gar nicht erst versuchen einzuschlafen, sondern sich bemühen, solange wie möglich wach zu bleiben. Unterstützt durch die Protokollierung im Schlaftagebuch machen zahlreiche Patienten die Erfahrung, daß sie so einfacher einschlafen können, was auf eine Verminderung der Angst vor dem Einschlafvorgang zurückgeführt werden kann.

Patienten, die darüber klagen, praktisch überhaupt nicht schlafen zu können, raten wir: Einmal pro Woche, am besten am Wochenende, sollen sie überhaupt nicht ins Bett gehen und während der ganzen Nacht und dem folgenden Tag sich nicht hinlegen. Erst zur gewohnten Zeit am nächsten Abend sollen sie sich ins Bett legen. Etwa die Hälfte der Patienten fühlt sich am Morgen nach durchwachter Nacht subjektiv durchaus wohl und nicht müde. Fast alle Patienten machen aber in der darauffolgenden Nacht durch den sich aufbauenden Schlafdruck die Erfahrung, daß sie tatsächlich schlafen können. Diese positive Erfahrung, daß sich Schlaf einstellen kann, kann richtungweisend für einen günstigen weiteren Behandlungsverlauf sein.

▰ Entspannungsverfahren

Zahlreiche Entspannungstechniken haben sich als effektive Verfahren in der Behandlung von Einschlafstörungen erwiesen. Hierzu gehören die progressive Muskelentspannung nach Jacobson, das autogene Training, die gestufte Aktivhypnose und das Hatha-Yoga. Diese Entspannungsverfahren müssen trainiert und erlernt werden. Nicht alle Patienten können erfolgreich das autogene Training oder die gestufte Aktivhypnose erlernen, was u.a. mit der individuellen Suggestibilität, d. h. der Beeinflußbarkeit durch Vorstellungen, z. B. von Wärme und Schwere, zusammenhängt. Für weniger der Suggestion zugängliche Patienten bieten sich eher die progressive Muskelentspannung oder das Hatha-Yoga an.

Entspannungsverfahren sind im Gesamtbehandlungskonzept von chronisch Schlafgestörten ein wichtiger Bestandteil, den wir eigentlich immer zusammen mit den oben besprochenen Verfahren durchführen.

Progressive Muskelentspannung

Das Training mit der progressiven Muskelentspannung nach Jacobson kann einzeln oder in Gruppen durchgeführt werden. Dabei sollen alle Muskelpartien des Körpers der Reihe nach jeweils zweimal mindestens 5 Sekunden lang angespannt, die Anspannung wahrgenommen und dann anschließend 10 Sekunden lang entspannt werden. Der Patient wird aufgefordert, darauf zu achten, wie sich der Muskel in der Entspannungsphase auf eine angenehme Weise von selber wieder entspannt. Zwanzigminütiges Üben zweimal am Tag über einen Zeitraum von einem Monat führt zu der Fähigkeit, sich körperlich und damit auch psychisch in einen angenehm entspannten Zustand zu versetzen, was zu einem einfacheren Übergang in den Schlafzustand führt.

Autogenes Training

Beim autogenen Training wird die Fähigkeit vermittelt, sich aktiv auf bestimmte Vorstellungen zu konzentrieren und über eine Selbstsuggestion eine Umschaltung vegetativer Funktionen zur Entspannung zu erreichen. Im Verlauf von 3 bis 4 Monaten lernt der Patient die Grundübungen dieses Entspannungstrainings. Die Übungen bestehen aus muskulärer Entspannung (Schwereübung), gesteigerter peripherer Durchblutung (Wärmeübung), Einstimmung auf den Pulsschlag (Herzübung), Erleben der Atmung (Atemübung), Durchblutung des Bauchraums (Sonnengeflechtübung) und Regulation der Durchblutung (Stirnübung, Stirnkühle).

Grundübungen des autogenen Trainings:

Einstimmung: »Ganz ruhig und entspannt«.
Schwereübung: »Ich spüre Schwere«, »Meine Arme und Beine sind schwer«.
Wärmeübung: »Ich spüre Wärme«, »Meine Arme und Beine sind warm«.
Atemübung: »Mein Atem geht ruhig und regelmäßig«.
Herzübung: »Mein Herz schlägt ruhig und regelmäßig«.
Sonnengeflechtübung: »Meinen Bauchraum durchströmt Wärme«.
Stirnübung: »Meine Stirn ist angenehm kühl«.
Abschluß: »Ich bin ganz ruhig und entspannt«.

Hat der Patient dieses Verfahren gelernt und praktiziert es regelmäßig, kann er sich selbst vegetativ umstimmen, entspannen und somit ein Einschlafen ermöglichen.

Gestufte Aktivhypnose

Die gestufte Aktivhypnose nach Langen (1969) nimmt eine Stellung zwischen dem autogenen Training und der Hypnose ein. Grundlage für diese Hypnose ist die Schwere- und Wärmeübung des autogenen Trainings, die zusammen mit einem Therapeuten erlernt wird. Mit den Formeln »Ruhe – Schwere – Wärme« hilft er dem Patienten, diesen Gesamtzustand zu erreichen. Ist dieser Zustand erreicht, so werden Selbstanweisungen, wie »Schlaf ist nicht so wichtig« oder ähnliches, gegeben. Zunächst wird dies in Sitzungen mit dem Therapeuten von 10 bis 15 Minuten Dauer geübt und später zu Hause fortgesetzt. Die Konzentration darauf, wieder nicht einschlafen zu können und sich deshalb am nächsten Tag wieder schlecht zu fühlen, die den Schlafgestörten oft in angstvolle Panik geraten läßt, kann mit dieser Methode umgelenkt werden, der Betroffene kann eher einschlafen.

Yoga

Yoga ist eine uralte Heil- und Bewegungskunst. Darstellungen von Yoga-Haltungen auf alten indischen Siegeln gehen bis in das Jahr 2500 v. Chr. zurück.

Das Hatha-Yoga, das wir als Entspannungsverfahren schlafgestörten Patienten vorschlagen, besteht vor allem aus körperlichen Übungen und nicht, wie aus anderen Yogaformen bekannt, in der meditativen Versenkung.

In der klinischen Praxis haben wir in den letzten Jahren mit dem Erlernen bestimmter Entspannungsübungen des Hatha-Yogas in Zusammenarbeit mit einer niedergelassenen Yogatherapeutin sehr gute Erfolge erzielt. Die individuell auf den einzelnen Patienten abgestimmten

Übungen sollen zu einer Tiefenentspannung führen. Dabei wird z. B. damit begonnen, daß der Patient aufgefordert wird, sein Gesicht mit den Händen zu bedecken, das Gesicht wahrzunehmen, die Hände in diesem Kontakt zum Gesicht zu spüren, dem eigenen Atem zu lauschen und anschließend das Gesicht auszustreichen.

Mit diesen Selbstwahrnehmungsübungen soll dem Patienten die Sicherheit vermittelt werden, daß er auf seine Schlafstörungen eines Tages selbst Einfluß nehmen kann und wieder schlafen wird. Die Yogaarbeit soll eine allgemeine Hilfestellung für das Selbstwertgefühl, die Selbstsicherheit und die Eigenverantwortung geben.

Ein großer Teil der Übungen gruppiert sich um die Wirbelsäule. Der wichtigste Aspekt der Yogabehandlung ist die sogenannte absolute Achtsamkeit des Patienten für den Augenblick: Er lernt für die Zeit der Übung, sich einzulassen und darauf zu achten, das eigene Handeln und die Reaktionen, die im Körper durch die Übungen ausgelöst werden, wahrzunehmen. Immer wieder schlafen Patienten im Verlauf einer so vermittelten Entspannung während der Übung ein. Das Erstaunen darüber, daß Schlaf eintritt, hat oft schon einen eigenen therapeutischen Wert.

4 Schlafen zur falschen Zeit (Hypersomnien)

Die Unfähigkeit, trotz ausreichenden Nachtschlafes am Tage durchgängig wach bleiben zu können, kennzeichnet das Hauptproblem dieser Gruppe von Schlafstörungen. Der Begriff Hypersomnie setzt sich aus dem Griechischen »hyper« (= über, hinaus) und dem Lateinischen »somnus« (= Schlaf) zusammen. Hier steht also weniger der Nachtschlaf im Vordergrund des Beschwerdebildes, sondern das Problem des Schlafens zur falschen Zeit.

Hypersomnien sind keineswegs seltene Erkrankungen. Etwa 4 % der Bevölkerung leiden an diesen Störungen, die sie im täglichen Leben teilweise stark beeinträchtigen (Tabelle 5).

Das Beschwerdespektrum umfaßt unterschiedliche Ausprägungsgrade. Ein Teil der Patienten klagt über eine bleierne Müdigkeit, die sich über den ganzen Tag hinzieht. Andere berichten, daß sie jederzeit und überall, vor allem aber in monotonen Situationen einschlafen. Eine andere Gruppe von Patienten berichtet von attackenartig sie überfallendem Tagschlafbedürfnis, dem sie nicht widerstehen können (Abb. 25).

Als eine ernstzunehmende Krankheit muß diese exzessive Tagesmüdigkeit spätestens dann angesehen werden, wenn erhebliche Beeinträchtigungen der beruflichen

Tabelle 5. Typische Beschwerden beim Schlafapnoesyndrom. (Nach Meier-Ewert 1989).

Beschwerden	Häufigkeit
Unruhiger oberflächlicher Schlaf. Rasches Einschlafen, häufigeres nächtliches Aufwachen	100 %
Schnarchen (laut und unregelmäßig)	94 %
Vermehrte Tagesmüdigkeit, erhöhte Einschlafneigung am Tag	78 %
Abnahme der intellektuellen Leistungsfähigkeit	58 %
Wesensänderung	48 %
Nachlassen des sexuellen Bedürfnisses bzw. Impotenz	42 %
Morgendliche Kopfschmerzen und Müdigkeit	36 %

Leistungsfähigkeit, gefährliche Situationen im Alltags- (Autofahren) oder Berufsleben (Verletzungen an Maschinen) eintreten können. Schlafen Patienten in Unterhaltungen oder sogar beim Geschlechtsverkehr ein, so ist leicht vorstellbar, daß auch im zwischenmenschlichen Bereich Schwierigkeiten auftreten.

Besonders Verkehrsunfälle, verursacht von Fahrern, die am Lenkrad einschliefen, haben das Augenmerk der Öffentlichkeit in den letzten Jahren auf das Problem der Tagesmüdigkeit gerichtet.

Die häufigste Ursache für verstärkte Tagesmüdigkeit ist Übermüdung durch ein Schlafdefizit bzw. nicht eingehaltene Ruhezeiten. Nachfolgend soll auf die wichtigsten Krankheitsbilder eingegangen werden, die mit ex-

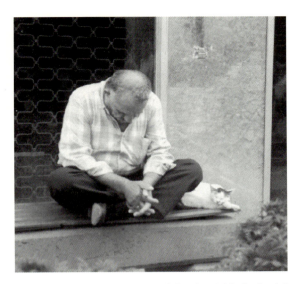

Abb. 25. Attackenartig überfallendes Schlafbedürfnis.

zessiver Tagesschläfrigkeit zusammenhängen, die nicht durch Schlafmangel verursacht werden.

Nächtliche Störungen der Atmungsregulation

Bereits im vorherigen Jahrhundert beschrieb Charles Dickens in seinem Buch *Posthumous papers of the Pickwick Club* anschaulich den übergewichtigen Jungen *Fat Joe*, der immer auf seinem Kutschbock einschlief (Abb. 26). Die Kombination von Übergewicht, tagsüber Einschlafen und nächtlicher Atemstörung wurde in den 50er Jahren dieses Jahrhunderts in Gedenken an Charles Dickens Beschreibung als »Pickwick-Erkrankung« bezeichnet. Nachdem es möglich wurde, die Atmung in der

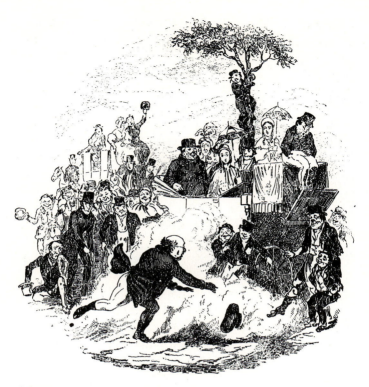

Abb. 26. Fat Joe, der ständig müde Kutscher, nach der das Pickwick-Syndrom benannt wurde.

Nacht im Schlaflabor kontinuierlich aufzuzeichnen, setzte sich der Begriff »Schlafapnoesyndrom« (griechisch: apnous = atemlos) durch.

Tagesschläfrigkeit ist bei dieser Erkrankung Folge von nur im Schlaf auftretenden Atemstillständen. Solche an den Schlaf gebundenen Atemstillstände können hunderte von Malen in der Nacht auftreten und führen zu kurzfristigem, z.T. vom Patienten selbst nicht bemerktem Erwachen.

Ein 56jähriger, massiv übergewichtiger Patient (160 kg, 185 cm Körpergröße) stellte sich in der Schlafambulanz vor und berichtete von einer ihm unerklärlichen Müdigkeit. Eine halbe Stunde saß er im Wartezimmer, und als er zur Untersuchung gebeten wurde, war der Kopf nach vorne gefallen, und er schnarchte laut. Der Patient war von Beruf Rangierlokführer. Er hatte in den vergangenen Monaten zweimal ein Haltezeichen mißachtet, was glücklicherweise nicht zu folgenschweren Unfällen geführt hatte. In beiden Fällen war er wohl eingenickt. Er schlief nachts gut und ausreichend und konnte sich dieses Einnicken nicht erklären. Von der begleitenden Ehefrau erfuhren wir, daß ihr Mann schon seit vielen Jahren sehr laut schnarchte. Sie war jedoch in der letzten Zeit häufiger von unregelmäßigem Schnarchen mit dazwischen liegenden Atempausen aufgewacht. Sie hatte in solchen Fällen ihrem Mann einen Schubs versetzt oder ihn sogar wachgerüttelt. Meist reagierte er dann unwirsch und hatte sich einfach aus der Rückenlage heraus umgedreht und weiter regelmäßig geschnarcht. Das Schnarchen stritt der Patient energisch ab. Er befürchtete vielmehr dienstrechtliche Konsequenzen und war bereits vom Bahnarzt krankgeschrieben worden.

Das Schlafapnoesyndrom ist eine häufige Erkrankung. Bis zu 5 % der Bevölkerung sind davon betroffen. Da fast ausschließlich Männer mittleren Alters daran erkranken, wird vermutet, daß die weiblichen Geschlechtshormone einen vor einer Schlafapnoe schützenden Effekt entfalten. Nach den Wechseljahren steigt nämlich die Anzahl der erkrankten Frauen deutlich an. Typische Beschwerden und ihre Häufigkeiten sind in Tabelle 5 aufgeführt.

Das charakteristische Symptom der Schlafapnoe ist das mehrmalige Einschlafen am Tag. Zahlreiche unserer Patienten schlafen sogar regelmäßig auch bei sie interessierenden Nachrichtensendungen ein. Sie erklären sich dies selbst anfangs meist durch Überarbeitung bzw. Erschöpfung. Peinliche Situationen ergeben sich aber dann, wenn der Betroffene in einer Geschäftsbesprechung oder beim geselligen Beisammensein mit Freunden einschläft. Erst gravierende Vorkommnisse, wie das Einnicken während des Autofahrens mit spektakulären Beinaheunfällen, veranlassen Betroffene schließlich dazu, einen Arzt aufzusuchen.

Viel häufiger drängen Ehefrauen ihre Männer zu einem Arztbesuch, nachdem sie oft über viele Jahre das Martyrium des Schnarchens des Partners ertragen haben. Die Ehefrauen berichten dann in der Regel sehr genau, wie sie plötzlich nachts wach werden und bei ihrem Mann bemerken, daß nach lauten Schnarchgeräuschen plötzlich eine Atempause auftritt, welche von einem explosionsartigen Schnarchton beendet wird. Manchmal glauben die Patienten ihren Angehörigen nicht, so daß wir sogar Kassetten mit den typischen Schnarchgeräuschen und Atemstillständen als Beweis vorgelegt bekommen.

Auf genaue Nachfrage berichten die Schlafapnoepatienten regelmäßig, daß sie nachts mit dem Ringen nach Luft und Herzrasen aufwachen. Fast alle Patienten schlafen unruhig. Viele fühlen sich trotz subjektiv ausreichenden Schlafes am Morgen wie »gerädert« oder »aus dem Wasser gezogen«.

Ein 42jähriger Mann klagte über nächtliche Angstzustände. Die Beschwerdeschilderung ließ erkennen, daß er fast jede Nacht mit dem Gefühl, ersticken zu müssen, aufwachte. Wenn er aufwachte, war sein Rachen völlig ausgetrocknet. Er mußte nach Luft ringen, das Herz stolperte, und er hatte das Gefühl eines Ertrinkenden, was ihm riesige Angst bereitete.

Die Untersuchung im Schlaflabor zeigte, daß diesen Zuständen eindeutig längere Atemstillstände vorausgingen. Bei fortgeschrittenem Schlafapnoesyndrom stellt der Arzt bei den Betroffenen neben dem meist vorhandenem Übergewicht oft einen hohen Blutdruck und bei Röntgenaufnahmen eine Herzerweiterung fest. Bei einem Langzeit-EKG werden nächtliche Herzrhythmusstörungen beobachtet.

Bei jedem übergewichtigen, schnarchenden Patienten, der über unerklärliche Tagesmüdigkeit klagt und an Bluthochdruck leidet, besteht der berechtigte Verdacht auf Vorliegen einer Schlafapnoe, die dringend diagnostisch abgeklärt werden muß.

Obstruktive Schlafapnoe

Die mit Abstand häufigste Störung innerhalb der Gruppe der Apnoeerkrankungen ist die obstruktive Schlafapnoe. Hierbei kommt es durch einen Kollaps der oberen Atemwege zum Stillstand der Atmung im Bereich des Mundes und/oder der Nase, während Brustkorb und Bauch gegensinnige Atmungsbewegungen fortsetzen.

Ein Kollaps der Muskulatur im Schlaf tritt prinzipiell auch beim gesunden Schläfer auf, aber verschiedene mechanische und regulatorische Faktoren wirken einem gefährlichen Atemstillstand entgegen. Bei Apnoepatienten besteht eine Störung dieser Faktoren, die dann zum nächtlichen Atemstillstand führt.

Für die Entstehung der Atemstillstände sind zunächst drei ineinanderspielende mechanische Faktoren von Bedeutung.

Im Schlaf reduziert sich die Spannung normalerweise in allen Muskeln des Körpers, so auch die der muskulären Wände im Bereich der oberen Luftwege. Zunge und Unterkiefer rutschen beim Einschlafen nach hinten, was den Luftstrom, der durch die Nase fließt, behindern kann. Inbesondere die Rückenlage fördert mechanisch ein mögliches Atmungsproblem, da sich die erschlaffende Muskulatur eher auf die Luftröhre legt.

Übergewichtige werden durch ihren Leibesumfang gezwungen, vor allem in der Rückenlage zu schlafen. Atmet der Schläfer durch den Mund, versetzt der durch den Mund einfließende Luftstrom die erschlaffte Muskulatur des weichen Gaumens und des Gaumensegels in Schwingungen: Der Schnarchlaut entsteht. Weil die Muskulatur im Schlaf erschlafft, ist es notwendig, während des Schlafes einen bestimmten Druck in den oberen Luftwegen aufrechtzuerhalten, damit die Luftwege offenbleiben und wir nicht ersticken.

Nicht nur die Rückenlage, sondern auch Alkoholgenuß, der ganz besonders die Muskulatur entspannt, bzw. eine behinderte Nasenatmung bei einem Schnupfen begünstigen das Schnarchen. Schnarchen ist zunächst nur störend, aber nicht gesundheitsgefährdend.

Zur Zeit wird angenommen, daß bei Apnoepatienten sowohl der Non-REM-Schlaf – und noch ausgeprägter der REM-Schlaf – stärker als bei Gesunden den Muskelspannungszustand und den Druck vermindern.

Als dritter mechanischer Faktor spielt bei der Entstehung von Atemstillständen ein erhöhter Widerstand gegenüber dem Luftstrom in den oberen Luftwegen eine wichtige Rolle. Vergrößerte Rachenmandeln, behinderte Nasenatmung durch verdickte Nasenschleimhäute und anatomische Mißverhältnisse von Gaumen zu Kinn, wie ein fliehendes Kinn oder zuviel Fettgewebe am Hals, können den Luftstrom behindern und sind als Risikofaktoren anzusehen.

Schließlich ist noch ein funktioneller Aspekt von Bedeutung. Im Schlaf atmen wir langsamer und tiefer als im Wachzustand. Die Sauerstoffwerte im Blut liegen im Schlaf auf einem niedrigeren, die Kohlendioxidwerte auf einem höheren Niveau. Beim Einschlafen kommt es regelmäßig zu einem Hin- und Herpendeln zwischen Wach- und Schlafatmung, wobei sich die Atmung in tieferen Schlafstadien stabilisiert und während des REM-Schlafes wieder instabil wird. Bei Apnoepatienten besteht wahrscheinlich eine größere Instabilität dieser vom Gehirn gesteuerten Atmungskontrolle, die zuerst im REM-Schlaf offensichtlich wird.

> Bei der Schlafapnoe liegt eine krankhafte Kopplung von Schlaf- und Atmungsregulation vor. Kommt es zum vollständigen Kollaps der Muskulatur, so daß die Luftröhre blockiert wird, folgt ein Atemstillstand und danach ein zum Teil drastischer Abfall der Sauerstoffkonzentration im Blut, was zu akutem Sauerstoffmangel vor allem im Herz und Gehirn führt.

Schnarchen ist eine gravierende Störung der Nachtruhe für den Bettpartner. Für den Schnarchenden selbst wird es dann gesundheitlich bedenklich, wenn ein teilweiser oder vollständiger Kollaps der Muskulatur der oberen Luftwege stattfindet. Auch ein unvollständiger Kollaps beim sogenannten obstruktiven Schnarchen (»Heavy snorers disease«) führt zu gefährlichen Sauerstoffabfällen.

Die Störung der Atmung tritt nur in der Nacht auf. Am Tag ist die Atmung normal und ungestört. Selbstverständlich verschlechtern eine chronische Bronchitis oder eine andere Lungenerkrankung die Sauerstoffversorgung im Falle von nächtlichen Atemstillständen zusätzlich.

Eine Apnoe wird im Schlaflabor als eine mindestens 10 Sekunden dauernde Unterbrechung des Luftflusses durch Mund und Nase definiert. Von einer Schlafapnoe wird nach der Marburger Definition dann ausgegangen, wenn in einer 7stündigen Nachtableitung mehr als 10 Apnoephasen pro Stunde außerhalb des REM-Schlafes auftreten.

Die obstruktive Schlafapnoe zeigt bei Schlaflaboruntersuchungen ein typisches Bild (Abb. 27). Der Patient schnarcht. Plötzlich setzt die Nasen- und Mundatmung für unterschiedlich lange Zeit aus (Pfeile am linken Bildrand). Brustkorb- und Bauchbewegungen sind aber weiter vorhanden (kleinere Pfeile). Dann kommt es zu einer Aktivierung im Hirnstromkurvenbild, und der Patient erwacht für einige Sekunden. Eine tiefe Einatmung erfolgt (dicker großer Pfeil). Danach beschleunigt sich der Puls, unregelmäßige Herzaktionen treten auf, und die Sättigung des Blutes mit Sauerstoff fällt oft drastisch ab.

Diese Abfälle der Sauerstoffsättigungen des Blutes mit Anstiegen des Herzschlages können auch mit der MESAM-Screening-Methode objektiviert werden. Eine erste Einordnung in »störenden Schnarcher« ohne Sauerstoffentsättigungen bzw. »gefährdeten bzw. wahrscheinlich kranken Schnarcher« mit Entsättigungen kann mit dieser Methode vorgenommen werden. Die genaue Diagnose einer Atemregulationsstörung in der Nacht muß aber durch eine Untersuchung im Schlaflabor vorgenommen werden (Tabelle 6).

Tabelle 6. Notwendige Untersuchungen zur Abklärung eines Schlafapnoesyndroms

Allgemeindiagnostik	Spezielle Diagnostik
– Langzeit–EKG – Bestimmung der Blutgase am Tag – Lungenfunktionsprüfung im Schlaflabor – Ultraschalluntersuchung des Herzens – Untersuchung des Nasen-Rachen-Raums durch HNO-Arzt	– Ambulante Screeninguntersuchung – Multipler Einschlaflatenztest – Untersuchung im Schlaflabor – eventuell Prüfung der Hirnleistungsfähigkeit durch Psychologen

Ein 50jähriger Patient klagte bei der Erstuntersuchung über Müdigkeit, Leistungsabfall und Konzentrationsstörungen. Ein Jahr vor der Abklärung im Schlaflabor erlitt der Patient einen Herzinfarkt. Der Internist berichtete in einem Begleitschreiben, daß bei seinem Patienten ein schwierig einstellbarer Bluthochdruck und Herzrhythmusstörungen vorliegen würden. In der MESAM–Untersuchung fanden sich 250 Entsättigungen während einer zu Hause verbrachten Nacht. Fast 400 Atemstillstände – der längste dauerte 67 Sekunden – wurden in einer 8stündigen Untersuchung im Schlaflabor aufgezeichnet. Sie traten in jeder Körperlage auf.

Aufgrund dieses Befundes konnt die Diagnose einer schweren obstruktiven Schlafapnoe gestellt werden.
Auch die Auswertung des Schlafprofils bei Apnoepatienten zeigt schwerwiegende Veränderungen. Der Tiefschlafanteil ist meist hochgradig vermindert. Schlaf-

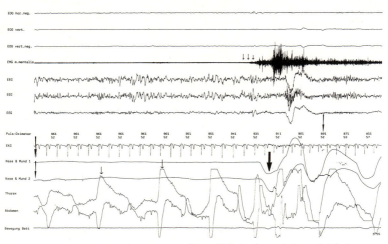

Abb. 27. Typischer Atemstillstand bei obstruktiver Schlafapnoe. Der Pulsoximeter zeichnet alle 3 Sekunden den Puls und die Sauerstoffsättigung im Blut auf. *EEG* Hirnströme, *EMG* Muskelspannung am Kinn, *EOG* Aufzeichnung der Augenbewegungen, *hor.* seitliche Augenbewegungen, *vert.* Augenbewegungen nach oben oder unten, *EKG* Aufzeichnung der Herzschläge. *Bewegung Bett* Aufzeichnung von Körperbewegungen.

stadien werden häufig gewechselt, meist kommt es zu einem Hin- und Herpendeln zwischen Leichtschlafstadien. In schweren Fällen ist die Schlafstruktur völlig aufgehoben und der REM-Schlaf fehlt vollständig (s. Abb. 27).

Die Schlafapnoe schränkt aber nicht nur das allgemeine Wohlbefinden ein und erhöht das Unfallrisiko, sondern führt durch den Mangel an Sauerstoff zu ernsthaften und potentiell zum Tode führenden Erkrankungen. Die gefährlichsten Komplikationen sind der plötzliche Herztod infolge von apnoebedingten Herzrhythmusstörungen, Bluthochdruck, besonders durch Überlastung des rechten Herzens, Herzmuskelschwäche, Herzkranzgefäßerkrankungen und Schlaganfälle. Nichtbehandelte Patienten mit einer Schlafapnoe sind auch erheblich stärker als andere Patienten bei einer Narkose gefährdet. Einleitende Maßnahmen vor einer Narkose führen bei Apnoepatienten zu Atemstörungen, die tödlich ausgehen können. Die frühzeitige Erkennung der Schlafapnoe und die konsequente Behandlung führen aber in aller Regel zum vollständigen Rückgang der in Tabelle 5 aufgeführten Beschwerden und reduzieren die angesprochenen Krankheitsrisiken bzw. bessern bereits eingetretene Erkrankungen.

Nach definitiver Diagnosestellung klären wir die Patienten zunächst über den Mechanismus dieser nächtlichen Atemstillstände auf und sagen den Betroffenen, welche Verhaltensmaßregeln günstig zur Reduzierung der Apnoen sind:

- Gewichtsreduktion, körperliches Training.
- Kein abendlicher Alkoholgenuß.
- Keine Schlaf- und Beruhigungsmittel.
- Geregelter Schlaf-Wach-Rhythmus.
- Nicht im Hochgebirge übernachten.
- Schlafen in halbsitzender Position.
- Bei Schnupfen: sofort abschwellende Nasentropfen.
- Wenn möglich, Vermeidung der Rückenlage im Schlaf (z. B. Tennisbälle in das Schlafanzugrückenteil einnähen oder nachts Rucksack tragen).

Besonders wichtig ist das Abnehmen. Schon eine erfolgreiche Gewichtsreduktion verbessert die Apnoe.

Eindringlich warnen wir unsere Patienten vor abendlichem Alkoholgenuß, weil dieser die Dauer eines

Atemstillstandes bis zum Dreifachen erhöhen kann. Ähnlich negative Konsequenzen haben Schlaf- und Beruhigungsmittel aus der Gruppe der Benzodiazepine, da sie die Muskelspannung erheblich reduzieren und dämpfend auf die durch das Zentralnervensystem vermittelte Atemregulation wirken.

Bei leichter Schlafapnoe und fast ausschließlich in Rückenlage auftretenden Atemstillständen schlagen wir die »Tennisball-« oder »Rucksackmethode« zur weitgehenden Verhinderung der nächtlichen Rückenlage vor.

Ein 56jähriger normalgewichtiger Patient, der vor allem über Tagesmüdigkeit klagte und bei dem im Schlaflabor eine obstruktive Schlafapnoe mit einer durchschnittlichen Anzahl von 12 Apnoephasen pro Stunde Schlaf diagnostiziert wurde, zeigte sich von dem Vorschlag, nachts einen Rucksack zu tragen, begeistert. Jede Nacht schlief er mit einem auf den Rücken geschnallten Rucksack, der mit Hokkeybällen gefüllt war. Die Ehefrau rief uns einige Tage später an und meinte erleichtert, das »Gesäge« neben ihr habe deutlich nachgelassen. In einer Kontrolluntersuchung nach einem halben Jahr hatte sich der Apnoeindex deutlich auf 6 pro Stunde Schlaf verbessert. Die Tagesmüdigkeit war zurückgegangen.

Bei leichter bis mittelgradig ausgeprägter Schlafapnoe kann auch ein Behandlungsversuch mit einem verzögert sich freisetzenden (retardierten) Theophyllinpräparat unternommen werden. Theophyllin erweitert die Bronchien und wird deshalb überwiegend in der Behandlung von Asthma eingesetzt. Patienten mit einer Schlafapnoe sollen dieses Medikament am Abend einnehmen. Manche Patienten vertragen die Substanz nicht gut, klagen über Unruhe und Einschlafschwierigkeiten, so daß dann die Behandlung abgebrochen und mit einem anderen Mittel fortgeführt werden muß. Die Wirkung von Theophyllin beim Schlafapnoesyndrom ist noch nicht vollständig geklärt. Es wird allerdings vermutet, daß die Substanz die Spannung der Atemmuskulatur im Schlaf erhöht.

Eine weitere Behandlungsmethode, mit der Meier-Ewert (1989) gute Erfahrungen gemacht hat, ist die sogenannte Esmarch-Prothese. Eine Kunststoffschiene wird nachts auf die untere Zahnreihe aufgelegt Die Schiene schiebt den Unterkiefer um ca. 3-5 Millimeter nach vorne, so daß der Zungengrund nach vorne verlagert und die Rachenweite vergrößert wird. Dadurch werden bei dem schlafenden Patienten mechanisch die Luftwege offengehalten. Unerwünschte Begleiterscheinungen sind morgendliche Schmerzen im Kiefergelenk und Verspannungen der Kaumuskulatur.

Wir haben wenig Erfahrung mit dieser Methode und behandeln deshalb mit der kontinuierlichen Überdruckbeatmung (»nasal continuous positive airway pressure« = nCPAP) über eine nachts zu tragende Maske (Abb. 28). Über ein Schlauchsystem einer auf die Nase aufgesetzten Maske wird mit einem individuell bestimmten Druck Raumluft in den Nasen-Rachen-Raum zugeführt. Dies bewirkt eine mechanische Schienung der Muskulatur der oberen Luftwege und wirkt dem Kollaps der Muskulatur entgegen. Diese Behandlung hat sich als sehr wirkungsvoll bei Apnoepatienten erwiesen, die an erheblichen Tagesbeschwerden und internistischen Erkrankungen leiden sowie langdauernde Apnoen mit deutlichen Sauerstoffabfällen aufweisen bzw. bei Patienten mit über 35 Atemstillständen pro Stunde Schlaf.

Mit dieser Behandlungsmethode wird die Schlafstruktur wieder hergestellt, die Tagesmüdigkeit beseitigt,

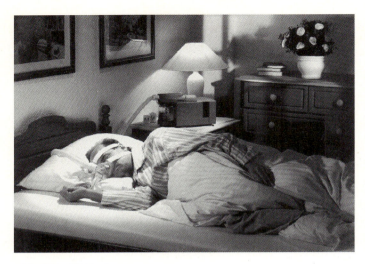

Abb. 28. CPAP–Gerät.

und die Leistungseinschränkungen sind rückläufig. Auch der apnoebedingte Bluthochdruck geht auf normale Werte zurück, und die Herzrhythmusstörungen verschwinden.

In den Schlaflabornächten wird der erforderliche Druck ermittelt, der Apnoen verhindert. Die Einstellung auf ein später zu Hause einsetzbares Gerät muß unter Schlaflaborbedingungen über 3 Nächte erfolgen, denn die Ersteinstellung ist nicht ohne Risiko und sollte nur von internistisch erfahrenen Ärzten unter stationären Bedingungen durchgeführt werden.

Die Einstellung auf ein CPAP-Gerät bedeutet in aller Regel die Notwendigkeit einer lebenslangen, regelmäßigen Anwendung. Daher ist es aus ärztlicher Sicht notwendig, die Patienten zu regelmäßigen Kontrollen des eingestellten Druckes und seiner Effektivität einzubestellen.

Ein 48jähriger Patient mit einer schweren obstruktiven Schlafapnoe (40 Atemstillstände pro Stunde Schlaf) war durch die Atemregulationsstörung so erheblich beeinträchtigt, daß er wegen Müdigkeit und Konzentrationsstörungen seiner Berufstätigkeit als selbständiger Versicherungsvertreter nicht mehr nachgehen konnte. Er kam mit dem CPAP-Gerät sofort gut zurecht, und innerhalb weniger Tage fühlte er sich wieder voll leistungsfähig und wach. Während einer zweiwöchigen Bildungsreise hatte er das Gerät aber nur gelegentlich benutzt. Da die Müdigkeit sofort zurückkehrte, kam der Patient zu der Einsicht, unbedingt die CPAP-Behandlung ohne Unterbrechungen fortzuführen.

Damit man mit der ungewohnten Maskenbeatmung überhaupt einschlafen kann, wird durch das Gerät der entsprechende Druck langsam auf das in der Nacht erforderliche Niveau angehoben. Wir empfehlen außerdem solche Geräte, die die Möglichkeit einer Anfeuchtung der Raumluft bieten, so daß am Morgen Mund- und Rachenbereich nicht völlig ausgetrocknet sind.

Gelegentlich müssen verschiedene Maskensysteme ausprobiert werden, bis das richtige gefunden ist, das möglichst wenig Beschwerden (z. B. Druck auf die Stirn) verursacht. Im übrigen ist der tägliche Aufwand nach einer Eingewöhnungsphase aber gering und die subjektive Beeinträchtigung vernachlässigbar. Kommerziell vertriebene Geräte der neueren Generation sind kompakt, leise, einfach zu handhaben und können unkompliziert z. B. auch auf Reisen angewendet werden.

Es gibt jedoch Patienten mit schwersten Apnoen, die mit einer Maskenbeatmung nicht erfolgreich behandelt werden können. Bei erheblichen anatomischen Fehlverhältnissen ist ein komplizierter operativer Eingriff zu erwägen; in Ausnahmefällen ist ein Luftröhrenschnitt die ultimative letzte Behandlungsmöglichkeit.

Schlafapnoepatienten können sich neuerdings auch an Selbsthilfegruppen wenden. Im Rhein-Main-Gebiet gründete der VdK kürzlich eine Selbsthilfegruppe, in der gegenseitiger Erfahrungsaustausch und Diskussionen über neue Entwicklungen in der Behandlung dieser Erkrankung stattfinden.

■ Die Schlafapnoe stellt eine weitverbreitete mit erheblichen Gesundheitsrisiken behaftete Störung dar, die eindeutig diagnostizierbar ist und in aller Regel erfolgreich behandelt werden kann.

■ Anfallartiger Schlafdrang (Narkolepsie)

Diese Störung betrifft in der Bundesrepublik Deutschland etwa 25000–30000 Menschen. Eine Narkolepsie (griechisch: narko = Erstarrung, Lähmung, lepsis = annehmen, empfangen) kann in jedem Lebensalter auftreten. Am häufigsten erkranken die Patienten jedoch im frühen Erwachsenenalter.

Typische Beschwerden bei einer Narkolepsie:

■ *Tagesmüdigkeit:* sich hinziehende bleierne Müdigkeit.
■ *Pötzliches unwillentliches Einschlafen am Tage:* nach wenigen Minuten Schlaf erfrischtes Aufwachen.
■ *Plötzlicher Verlust der Muskelspannung bei starken Gemütsregungen:* Mundwinkel hängen herab, Tasse fällt aus der Hand, Patient stürzt hin.

- *Schlaflähmung:* im Liegen, Unfähigkeit sich zu bewegen.
- *Trugwahrnehmungen (hypnagoge Halluzinationen)* am Übergang vom Wachen zum Schlafen.
- *Automatische Handlungen:* unsinniges Fortführen von Tätigkeiten bei starker Müdigkeit.
- *Gestörter Nachtschlaf:* sofortiges Einschlafen, rascher Übergang in den REM–Schlaf, Alpträume, häufiges nächtliches Aufwachen.

Meist beginnt die Erkrankung mit einem *verstärkten Schlafbedürfnis* am Tag. Charakteristischerweise kommt es dann zu plötzlich auftretenden Attacken ausgeprägter Schläfrigkeit, die den Patienten gegen seinen Willen einschlafen lassen. Diese *Einschlafattacken* sind das typische Merkmal dieser Störung.

Einschlafattacken treten im Durchschnitt zwischen zwei- und sechsmal am Tag auf. Fast immer wachen die Patienten nach 15 bis 20 Minuten Schlaf erfrischt wieder auf. Ist ein Patient eingeschlafen, so kann man ihn jederzeit aufwecken. Dies ist ein wesentliches Kriterium, um diese Störung gegen andere Erkrankungen, wie epileptische Anfallsleiden, abzugrenzen.

Vor allem in bestimmten Situationen ist diese Einschlafneigung unwiderstehlich: Narkolepsiepatienten gehen deshalb sehr ungerne ins Kino oder zu Diavorträgen, da sie dann mit Sicherheit in kurzer Zeit einschlafen Aber auch in völlig ungewöhnlichen Situationen schlafen die Patienten ein, so beim Gehen, beim Essen, während Unterhaltungen oder während des Geschlechtsverkehrs.

Nach unterschiedlich langer Dauer, manchmal kann diese Zeitspanne Jahrzehnte betragen, gesellt sich ein weiteres Symptom hinzu, das als *affektiver Tonusverlust* bezeichnet wird. Bei unerwarteten, starken Gemütsregungen, wie Lachen, Ärger, Überraschung oder Vorwegnahme eines Erfolgserlebnisses, kommt es entweder zu einem kaum wahrnehmbaren Erschlaffen der Mundwinkel oder zu einem Einknicken der Knie oder bei starker Ausprägung dazu, daß der Patient stürzt, weil im Zusammenhang mit Gemütsregungen die Spannung der Muskulatur plötzlich nachläßt.

Da insbesondere heftiges Lachen, z. B. beim Anhören von Witzen, diesen affektiven Tonusverlust auslösen kann, wurde der affektive Tonusverlust auch als *Lachschlag* bezeichnet.

Solche Tonusverluste können mehrmals am Tag auftreten, dauern Sekundenbruchteile bis zu wenigen Sekunden und sind in jeder Situation möglich. Das Bewußtsein bleibt dabei immer erhalten. Manchmal berichten die Patienten über intensive Traumerlebnisse während dieses Zustandes oder schlafen danach ein.

Ein weiteres Symptom ist die sog. *Schlaflähmung*. Der Patient ist wach, ist aber nicht imstande sich zu bewegen oder ein Wort herauszubringen. Ein solcher Zustand ist vorübergehend und harmlos. Er führt aber häufig zu großer Angst, besonders wenn Patienten eine Schlaflähmung zum ersten Mal erleben. Berührung, Ansprechen oder andere äußere Reize befreien den Betroffenen sofort aus seiner Lage.

Unsinnige, im Halbschlaf ausgeführte Handlungen werden als *automatisches Handeln* bezeichnet. Dieses Symptom tritt besonders bei monotonen Tätigkeiten wie Schreiben oder Rechnen auf, durch die die Patienten zunehmend müde werden. Sie führen dann automatisch Handlungen fort und können dabei erhebliche Fehler machen.

Eine 32jährige Bankangestellte berichtete, daß sie einem Kunden 1000 DM auszahlen sollte. Sie hatte ihm wohl immer weiter 100-DM-Scheine hingelegt, bis sie plötzlich auf Ansprache des Kunden wieder vollständig wach wurde und realisierte, daß es mittlerweile mehrere Tausend DM waren.

Ein weiteres Symptom, das Narkolepsiepatienten beeinträchtigt, sind in Zusammenhang mit dem Einschlafen auftretende Sinnestäuschungen (*hypnagoge Halluzinationen*).

Eine 45jährige Patientin berichtete, daß sie kurz vor dem Einschlafen einen Einbrecher neben sich mit einem Messer in der Hand stehen sah, der sie bedrohte. Sie war aus dem Bett gesprungen. Ihr Ehemann, der noch fernschaute, konnte sie gerade noch davor zurückhalten, daß sie in Panik aus der Wohnung rannte. Er beruhigte sie, und gemeinsam waren sie wieder in das Schlafzimmer zurückgegangen. Sie mußte feststellen, daß das Fenster geschlossen und kein Einbrecher in ihrem Schlafzimmer war. Sie war einer Sinnestäuschung erlegen.

Auch der Nachtschlaf der Patienten mit einer Narkolepsie ist meist gestört. Die Patienten schlafen innerhalb von wenigen Minuten ein. Kaum ein Narkolepsiepatient kann im Bett liegend ein interessantes Buch lesen. Der Schlaf übermannt ihn. Doch dieser Schlaf ist oft unruhig, und die Patienten wachen in der Nacht immer wieder auf.

Dieser für die Narkolepsie verantwortliche affektive Tonusverlust entspricht der Muskelspannung während des REM-Schlafes in der Nacht. Nur tritt dieser jetzt durch die erwähnten Umstände plötzlich am Tag auf.

In ähnlicher Weise entspricht auch die Schlaflähmung einem Teilaspekt des REM-Schlafes, da wir uns im REM-Schlaf normalerweise nicht bewegen können, dann aber schlafen und so diesen Zustand nicht wahrnehmen. Die im Zusammenhang mit dem Übergang von Wachen zu Schlafen berichteten Sinnestäuschungen sind als Traumwahrnehmungen aufzufassen und ebenfalls Teile des REM-Schlafes, der allerdings zur falschen Zeit auftritt.

Tagschlafattacken und automatisches Handeln werden als aus dem Non-REM-Schlaf stammend angesehen.

Die Untersuchung des Nachtschlafes von Narkolepsiepatienten im Schlaflabor zeigt eine weitere Auffälligkeit, die mit dem REM-Schlaf zusammenhängt. Innerhalb weniger Minuten gehen die schlafenden Patienten in die erste REM-Phase über, überspringen also die erste Tiefschlafphase, die erst danach folgt.

Wie kommt es zu dieser Störung? Derzeit wird angenommen, daß diese Erkrankung eine Störung der Non-REM-/REM-Schlaf-Regulation ist. Diese Funktionsstörung scheint sich vor dem Hintergrund einer bestimmten genetischen Konstellation, die mit einem Gen direkt oder indirekt gekoppelt zu sein scheint, zu manifestieren.

Schon Berichte aus dem 19. Jahrhundert weisen darauf hin, daß es eine familiäre Häufung von Narkolepsien gibt. Anfang der 80er Jahre dieses Jahrhunderts wurde ein enger Zusammenhang zwischen dem Vorliegen einer bestimmten Merkmalskomponente auf den weißen Blutkörperchen und der Erkrankung an einer Narkolepsie gefunden.

Bei fast 99 % der Narkolepsiepatienten zeigt die spezielle Blutuntersuchung, daß diese Genkomponente (Humanes Leukozytenantigen DR2 = HLADR2) vorliegt. Die Blutuntersuchung gehört mittlerweile zur Routinediagnostik für die Abklärung einer Narkolepsie. Aber das alleinige Vorliegen dieses genetischen Merkmals spricht nicht generell für eine Narkolepsie, da 25–30 % der Allgemeinbevölkerung diese Genkonstellation besitzen. Bestehen aber die typischen Symptome und liegt dieses Merkmal vor, so kann die Diagnose weitgehend bestätigt werden.

Eine 38jährige Frau kam mit der Klage zu uns, sie würde bei jeder Gelegenheit einschlafen. Sie würde sich jetzt erst an uns wenden, nachdem sie beinahe auf der Autobahn in die Leitplanke gefahren wäre. Ihr seien die Augen einfach zugefallen, und sie sei wohl für Sekundenbruchteile eingeschlafen, habe das Steuerrad verzogen und sich auf dem Standstreifen wiedergefunden. Sie sei in Sekundenbruchteilen wieder wach gewesen und habe gerade noch auf die Bremse treten können. Auf eine weitere Nachfrage hin berichtete die Patientin, daß sie eigentlich schon seit über 20 Jahren in bestimmten Situationen Probleme mit dem Wachbleiben habe. Schon lange gehe sie nicht mehr ins Kino, da sie nach spätestens einer halben Stunde tief und fest schlafe, zwar zwischendurch immer wieder wach werde, aber so den Film schlecht verfolgen könne. Auch sei es ihr immer wieder passiert, daß sie während eines Gespräches, besonders dann, wenn der Inhalt des Gesprächs nicht gerade interessant sei, einfach einnicke. Besonders peinlich sei dies, wenn sie morgens mit der S-Bahn zu ihrer Arbeitsstelle fahre, denn es sei ihr schon öfters passiert, daß sie erst eine Station später wieder aufgewacht und so zu spät zur Arbeit gekommen sei. Bleierne Müdigkeit überfalle sie oft schon in den Morgenstunden, wenn sie an ihrem Arbeitsplatz in der Buchhaltung sitze und Ausdrucke von Abrechnungen kontrolliere. Es sei ihr auch schon passiert, daß sie völlig unsinnige Sachen in so einem Zustand geschrieben habe, die ihr erst dann bewußt wurden, als sie plötzlich wieder voll wach gewesen sei. Wenn die Müdigkeit fast unwiderstehlich werde, gehe sie in die Toilette und wasche sich mit kaltem Wasser das Gesicht bzw. rauche eine Zigarette, um wieder wacher zu werden. Wenn sie erschrecke, jemand plötzlich in ihr Zimmer komme oder wenn sie besonders lachen müsse, könne es sein, daß ihr die Knie weich würden. Das könne so weit gehen, daß sie plötzlich hinstürze. Dabei sei sie aber vollkommen wach. Sie habe deshalb schon einen Neurologen aufgesucht, der aber mit dieser Störung nichts habe anfangen können. Manche Arbeitskollegen würden sich sogar regelrecht einen Spaß daraus machen, Witze in ihrer Anwesenheit zu erzählen, um solche Anfälle zu provozieren. Sie habe über die Jahre gelernt, sich dann möglichst auf einen Stuhl zu setzen, damit sie nicht umfalle. Aber es könne passieren, daß sie fast vom Stuhl kippe.

Bei der Patientin bestand die typische Symptomatik einer Narkolepsie. Die Blutuntersuchung ergab, daß das Merkmal auf den weißen Blutkörperchen ebenfalls vorhanden war.

Zur diagnostischen Absicherung dieser Diagnose wurde ein multipler Einschlaflatenztest durchgeführt: Die Patientin schlief in jeder der 5 Untersuchungen innerhalb von 2 Minuten ein. In 2 Untersuchungen trat nach dem Einschlafen sofort der REM-Schlaf ein. Anschließend berichtete die Patientin von intensiven Träumen.

Die Patientin klagte außerdem darüber, daß sie in der Nacht andauernd aufwache. Im Schlaflabor bestätigte sich auch diese Störung: Innerhalb von 2 Minuten schlief sie ein. Nach 10 Minuten trat der erste REM–

Schlaf auf. Während der Nacht wachte die Patientin zwanzigmal auf und war durchschnittlich jeweils 5 Minuten wach.

Die diagnostische Abklärung einer Narkolepsie umfaßt immer eine genaue Bewertung der Beschwerdeschilderung sowie die Blutuntersuchung, um festzustellen, ob das erwähnte Gen vorliegt. Darüber hinaus erfolgt eine Untersuchung der Tagesschläfrigkeit mit dem multiplen Schlaflatenztest, der das rasche Einschlafen und das Auftreten von REM-Schlaf auch am Tag objektiveren kann. Außerdem verbringen die Patienten ein bis zwei Nächte im Schlaflabor. Hier gilt es zu klären, ob neben dem raschen abendlichen Einschlafen der erste REM-Schlaf verfrüht auftritt bzw. andere Auffälligkeiten vorliegen. Diese Untersuchungen zeigen, daß narkoleptische Patienten häufiger unter nächtlichen Atemregulationsstörungen und periodischen Beinbewegungen leiden.

Eine Narkolepsie beeinträchtigt vor allen Dingen die Lebensqualität, nicht aber die Lebenserwartung. Im Verlauf der Erkrankung kann sich die exzessive Tagesmüdigkeit noch steigern bzw. die anderen oben erwähnten Symptome können hinzukommen. Häufig aber bessert sich das Beschwerdebild nach dem 60. Lebensjahr. Darüber sollten die Erkrankten und auch ihre Angehörigen aufgeklärt werden.

Die 38jährige Patientin wirkte zunächst erheblich entlastet, nachdem nun endlich die Ursache ihrer Störung festgestellt und sie eingehend über diese Erkrankung aufgeklärt wurde.

Wir empfahlen ihr, sich an die Deutsche Gesellschaft für Narkolepsie zu wenden, eine Selbsthilfeeinrichtung von narkoleptischen Patienten, deren Mitglieder sich intensiv darum bemühen, über die neuesten Behandlungsmöglichkeiten informiert zu sein und sich gegenseitig zu unterstützen. Die Patientin berichtete später, daß die Mitarbeit in der Selbsthilfegruppe durch das regelmäßige Zusammensein mit anderen Betroffenen ihr den Umgang mit ihrer eigenen Erkrankung erleichtern würde und sie nun auch Gesunden besser vermitteln könne, was mit ihr los sei.

Behandlung von Narkolepsie

Die Behandlung von Patienten mit einer Narkolepsie umfaßt zwei wesentliche Ansätze:

Allgemein ist es notwendig, eine enge, auf eine langfristige Behandlung ausgelegte, vertrauensvolle Betreuung der Betroffenen anzustreben.
Zu den allgemeinen Maßnahmen gehören, wenn möglich, 2 bis 3 regelmäßige »Nickerchen« von 15 bis 20 Minuten Dauer am Tag. Ein geplanter Tagschlaf fängt einen Teil der Tagesmüdigkeit ein.

Im Falle der 38jährigen Patientin nahmen wir Kontakt mit dem Betriebsrat auf. Dieser konnte erreichen, daß sich die Patientin während der Morgen- und Mittagspause im Ruheraum der Firma hinlegen konnte. Die Patientin berichtete, ihre Leistungsfähigkeit sei dadurch besser geworden, da sie nun seltener während der Arbeit einschlafe.

Patienten mit einer Narkolepsie sollen auch auf jeden Fall auf Schicht- und Nachtarbeit verzichten, da bei der Auslösung von Narkolepsien Verschiebungen des Schlaf-Wach-Rhythmus häufig eine Rolle spielen.

■ Die Patienten müssen auch aufgeklärt werden, daß sie unbehandelt nicht Autofahren sollen. Etwa 33 % der Narkolepsiepatienten sind übergewichtig. Daher empfehlen wir, durch Fasten abzunehmen. Eine Gewichtsabnahme verbessert fast immer die Wachheit. Einige Narkolepsiepatienten berichten auch über nächtlichen Heißhunger auf Süßigkeiten und Kohlehydrate. Der Süßigkeits- und Kohlehydratkonsum sollte reduziert werden. Eine zuckerfreie Diät führt allerdings nicht in allen Fällen zu einer Verbesserung der Wachheit.

■ Da mindestens ein Drittel der Narkolepsiepatienten empfindlich gegenüber Alkohol reagieren und dadurch noch müder werden, sollte auf den Genuß von alkoholischen Getränken verzichtet werden.

Bei plötzlichem Muskeltonusverlust sollten die Patienten die auslösenden Situationen erkennen und, soweit dies möglich ist, vermeiden lernen. Dies bedeutet beispielsweise, daß sie sich rechtzeitig in Sicherheit bringen, z. B. bei lautem Lachen sich hinsetzen. Auch die Umgebung sollte aufgeklärt werden und Provokationen unterlassen. Manche Patienten unterdrücken ihre Schrecklähmungen durch bestimmte Tricks: Sie halten die Luft an, beißen die Zähne zusammen, ballen die Fäuste oder denken an etwas Neutrales.

■ Medikamentöse Behandlung von Narkolepsie

Die medikamentösen Behandlungsmaßnahmen richten sich einerseits auf die Tagesmüdigkeit und das ungewollte Einschlafen (Symptome des Non-REM-Schlafes), andererseits gegen die Schrecklähmungsattacken, die Schlaflähmung und die beim Einschlafen auftretenden Halluzinationen (Symptome des REM-Schlafes).

Die oft schwierige medikamentöse Einstellung sollte prinzipiell einem Experten vorbehalten sein. Die im Vordergrund stehende Symptomatik bestimmt die Auswahl der entsprechenden Medikamente. Leider gibt es kein Medikament, das auf alle Symptome der Narkolepsie wirkt.

Als Substanzen zur Verbesserung der Wachheit werden sowohl mild als auch stark wirkende Medikamente eingesetzt. Als eher milde, die Wachheit steigernde Medikamente gelten *Appetitzügler* wie z. B. Fencamfamin. Im Einzelfall kann diese Substanz die Wachheit verbessern. Allerdings können Nebenwirkungen wie Herzklopfen, Herzrhythmusstörungen, Unruhezustände oder Zittern auftreten. Eine Abhängigkeit von diesen Mitteln wird bei Narkolepsiepatienten nur selten beobachtet.

Ephedrinhaltige Substanzen, die ansonsten gegen Heuschnupfen oder eine chronische Bronchitis eingesetzt werden, können ähnlich wirksam die Tagesmüdigkeit reduzieren. Auch hier treten Herzklopfen, manchmal Beschwerden beim Wasserlassen und Unruhezustände auf. Patienten mit einem hohen Blutdruck oder einer Starerkrankung am Auge bzw. einer Vergrößerung der Vorsteherdrüse dürfen solche Medikamente nicht einnehmen.

Zu den Medikamenten mit starker Wirkung zählen die *Weckamine*, die den in die Reihe der Betäubungsmittel einzuordnenden Amphetaminen stark ähnlich sind. Das am zuverlässigsten wirksame *Methylphenidat* steht deshalb unter Betäubungsmittelverordnung. Nebenwirkungen wie Kopfschmerzen, Schlaflosigkeit und Konzentrationsstörungen oder trockener Mund und Appetitlosigkeit treten bei zahlreichen Patienten auf. Eine Suchtgefährdung ist für Patienten mit einer Narkolepsie aber gering. Diese Medikamente dürfen bei längerfristiger, kontinuierlicher Behandlung jedoch nicht plötzlich abgesetzt werden, sondern die Dosis sollte über einen längeren Zeitraum immer mehr reduziert werden.

Viele unserer Patienten versuchen, ohne solche stimulierenden Mittel auszukommen, bzw. sie nehmen lediglich eine Tablette Methylphenidat vor einem Konzertbesuch oder einer Tagung, um wach zu bleiben.

Der Arzt sollte sich prinzipiell nicht scheuen, Narkolepsiepatienten diese medikamentöse Hilfestellung zu geben. Die »Wachmacher« können trotz ihrer Nebenwirkungen die Lebensqualität dieser Menschen erheblich verbessern helfen.

Zur Behandlung des plötzlichen Muskeltonusverlustes, der Schlaflähmung und der hypnagogen Halluzinationen werden vor allem antidepressiv wirkende Substanzen eingesetzt. Dabei wird ihre den REM-Schlaf unterdrückende Eigenschaft genutzt. Substanzen wie Clomipramin oder das Fluoxetin wirken in der Regel sofort. Als Nebenwirkungen können Unruhe, Übelkeit, trockener Mund oder Schwindel auftreten.

Der 38jährigen Patientin verordneten wir eine geringe Dosis Clomipramin und zusätzlich Methylphenidat, welches sie aber nur gelegentlich einnimmt. Über erhebliche Nebenwirkungen klagt sie nicht. Ein geplanter Tagschlaf und die medikamentöse Behandlung haben zu einer erheblichen Verbesserung ihres Zustandes beigetragen. Die Tagsmüdigkeit beeinträchtigt sie noch immer, aber sie kann ihrer Berufstätigkeit nachgehen.

Oft gestaltet sich die medikamentöse Einstellung im individuellen Falle recht schwierig. Es ist ratsam, geduldig mit dem Patienten zusammen das richtige Medikament zu finden.

Die Narkolepsie stellt eine relativ seltene Störung dar, wobei wahrscheinlich eine genetische Komponente von Bedeutung ist. Die auftretenden Symptome sind leicht zuzuordnen. Die mit dem REM–Schlaf assoziierten Symptome können zuverlässig medikamentös behandelt werden, während die Non-REM-Symptome, vor allem die Tagesschläfrigkeit, bislang in vielen Fällen dauerhaft noch nicht zufriedenstellend medikamentös beeinflußt werden können.

Außergewöhnliche Tagesschläfrigkeit

Gelegentlich suchen uns Patienten auf, die lediglich über eine vermehrte Tagesschläfrigkeit klagen. Es handelt sich dabei mehr um eine Dauerschläfrigkeit; die Patienten schlafen ein, sobald sie zur Ruhe kommen. Werden sie nicht gestört, schlafen sie stundenlang. Nicht selten verschlafen sie den ganzen Tag oder das Wochenende. Weitere Symptome, die für eine Narkolepsie sprechen würden, bestehen nicht. Auch Störungen der Atemregulation sind nicht vorhanden.

Diese exzessive Tagesschläfrigkeit kann auch mit einem verlängerten Nachtschlaf und morgendlicher Schlaftrunkenheit einhergehen. Wird ein Patient morgens vom Wecker geweckt, wird er verzögert wach und macht für Außenstehende den Eindruck eines Betrunkenen.

Bei diesen Störungen wird angenommen, daß eine verstärkte Aktivität des Non-REM-Schlafsystems vorliegt. Deshalb wird diese Störung als *Non-REM-Hypersomnie* bezeichnet.

Therapeutisch sind bei diesen Störungen alle Maßnahmen sinnvoll, die auch gegen die Non–REM–Symptomatik bei narkoleptischen Patienten wirken. Deshalb werden stimulierende Substanzen verordnet. Auch nach schweren Schädel-Hirn-Verletzungen und entzündlichen Erkrankungen des Gehirns kann eine Hypersomnie auftreten. Bei solchen Patienten sind wir sehr zurückhaltend mit der Verordnung von stimulierenden Substanzen, da die Patienten diese Mittel oft nicht gut vertragen. In diesen Fällen ist eine regelmäßige Lebensweise, ausreichender Schlaf und Vermeidung von Überbelastung anzuraten.

Hypersomnien mit depressiver Grunderkrankung

Ein 56jähriger Patient berichtete, daß er sich seit Wochen müde fühle und fast den ganzen Tag und die Nacht im Bett verbringe. Seiner Tätigkeit als Hausverwalter konnte er nicht nachkommen, da er einfach im Laufe des Tages nicht fähig war aufzustehen. Er aß kaum, und wenn, dann hatte er einen ausgeprägten Hunger nach Süßem. Am späteren Abend wurde er dann etwas wacher, und manchmal stand er auf. Diese Situation hatte er schon einmal vor 3 Jahren, wie jetzt zu Beginn des Winters, erlebt. Der Zustand war nach einigen Wochen wieder vollständig abgeklungen.

Unter der Verdachtsdiagnose einer zugrundeliegenden depressiven Störung nahmen wir den Patienten stationär in die Klinik auf und begannen eine Lichttherapie. Der Patient setzte sich 14 Tage, jeden Abend von 18 bis 20 Uhr, vor unser Lichttherapiegerät (s. auch »Behandlung von Schlaf-Wach-Rhythmusstörungen«). Bereits nach einigen Tagen fühlte er sich deutlich wohler, die Verstimmung ging zurück. Schließlich stand er wieder ohne Mühe um 8 Uhr morgens auf und meinte nach einer Woche, er sei wieder fit und arbeitsfähig.

5 Schlafstörungen durch unruhige, ruhelose Beine

Der Beschwerdekomplex der unruhigen, ruhelosen Beine (Restless-legs-Syndrom) zählt zu den häufigsten und oft übersehenen Ursachen von Schlafstörungen. Die Auswirkungen dieser Erkrankung sind sowohl Ein- und Durchschlafstörungen als auch exzessive Tagesmüdigkeit. Häufigkeitsangaben zur Verbreitung in der Bevölkerung schwanken zwischen 1 und 5 %.

Das Beschwerdebild tritt typischerweise nur in Ruhe, vor allem beim Einschlafen auf. Die Beschwerden können sich im Verlauf der Nacht ständig wiederholen. Die Patienten beschreiben Mißempfindungen wie Kribbeln, Reißen oder Ziehen in den Beinen, charakteristischerweise verbunden mit einem sich steigernden Bewegungsdrang der Beine. Legen sich die Patienten ins Bett und decken sich zu, so beginnen sofort diese Mißempfindungen. Durch Bewegen der Beine oder durch Aufstehen kann eine sofortige Erleichterung erreicht werden. Im Ruhezustand treten die Beschwerden aber erneut auf. Zahlreiche Patienten unternehmen stundenlange nächtliche Wanderungen, bis sie dann am frühen Morgen durch starke Müdigkeit endlich einschlafen können. Andere Patienten schlafen, ohne aufzustehen, nach einiger Zeit doch ein, wachen aber nach ein bis drei Stunden wieder auf, weil sich die Beschwerden wiederholen. Die meisten Patienten klagen über verstärkte Tagesmüdigkeit. Auch am Tag können in Ruhe, wie z. B.bei Theaterbesuchen, langen Autofahrten oder Langstreckenflügen, die beschriebenen Beschwerden auftreten.

Fast immer ist mit dieser Störung eine weitere verbunden. Sie wird als *periodische Beinbewegungen im Schlaf* (periodic leg movement in sleep = PLS) bezeichnet. Beim Einschlafen bzw. in Leichtschlafstadien kommt es zu periodisch sich wiederholenden Streckbewegungen in den Zehen, begleitet von einer Beugung im Sprung- und Kniegelenk. Diese Beugungen treten in Abständen von 4 bis 90 Sekunden auf und dauern zwischen einer halben und 5 Sekunden. Den einzelnen Bewegungen folgt dann eine Aktivierung im Hirnstromkurvenbild, und die Patienten werden kurze Zeit wach, was ihnen ebensowenig bewußt ist wie die Beugungen selbst. Als Folge des häufigen kurzen nächtlichen Erwachens können scheinbar unerklärbare Durchschlafstörungen und eine vermehrte Tagesschläfrigkeit auftreten.

Periodische Beinbewegungen im Schlaf finden sich aber auch bei etwa 15 % der Patienten mit chronischen Ein- und Durchschlafstörungen sowie bei Patienten mit obstruktiver Schlafapnoe, Narkolepsie und bei Patienten, die bestimmte Psychopharmaka regelmäßig einnehmen.

> Ein 65jähriger Patient, der seit vielen Jahren an einer Zuckerkrankheit litt, klagte über seit mehr als 5 Jahren bestehende massive Einschlafstörungen. Verschiedene Ärzte hatten ein ganzes Arsenal von Schlaftabletten verschrieben, die dem Patienten allesamt nicht halfen. Der Patient berichtete, wenn er sich ins Bett lege, werde er von einem sehr unangenehmen Kribbelgefühl in den Beinen geplagt. Mas-

siere er die Muskulatur der Unterschenkel ein wenig oder stehe dann wieder auf bzw. nehme ein kaltes Fußbad, so gingen die Beschwerden zurück. Lege er sich wieder hin, so würde das Kribbeln wieder anfangen. Es könne sein, daß er erst gegen 2 Uhr nachts vor Erschöpfung einschlafe. Tagsüber würde er sich furchtbar müde fühlen. Besonders schade sei es, daß er seine Briefmarkensammlung nicht mehr sortieren könne, denn dabei schlafe er spätestens nach einer Viertelstunde ein.

Aufgrund der Verdachtsdiagnose, daß bei dem Patienten das Syndrom der unruhigen, ruhelosen Beine vorlag, erfolgte eine Untersuchung im Schlaflabor.

Die Abb. 29 zeigt, daß der Patient vor allem in der ersten Nachthälfte häufig aufwachte. Dem Aufwachen gingen jeweils meist in beiden Unterschenkeln zu beobachtende Muskelzuckungen bzw. Beugebewegungen voraus. Im Schlaflabor konnte die typische Kombination von unruhigen Beinen und periodischen Beinbewegungen im Schlaf als Ursache für die Einschlafstörungen und die ausgeprägte Tagesmüdigkeit bestätigt werden.

Die Ursachen für beide Störungen sind noch nicht endgültig bekannt. Am ehesten handelt es sich bei beiden Störungstypen um eine Fehlsteuerung im Bereich wichtiger Schaltstellen des zentralen Nervensystems, die auch bei der Parkinson-Erkrankung betroffen sind.

Es gibt auch ein familiär gehäuftes Auftreten der unruhigen Beine im Schlaf, was darauf hinweist, daß ein Teil der Erkrankungen wohl vererbt wird. Häufiger wird diese Störung jedoch im Rahmen einer Funktionseinschränkung der Nieren, bei der Parkinson-Erkrankung, bei Eisenmangel und gelegentlich auch während einer Schwangerschaft beobachtet.

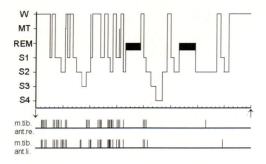

Abb. 29. Hypnogramm bei unruhigen, ruhelosen Beinen und periodischen Bewegungen im Schlaf. *W* wach, *MT* große Körperbewegungen im Schlaf, *S1* und *S2* Leichtschlafstadien, *S3* und *S4* Tiefschlafstadien.
Pfeil nach unten Licht wurde um 23 Uhr gelöscht, *Pfeil nach oben* Patient wurde um 7 Uhr geweckt. *m. tib. ant re. und li.* Muskelaktivierungen im Bereich der Unterschenkel.

Da die Patienten in aller Regel erheblich in ihrem Befinden beeinträchtigt sind, ist es notwendig, diese Störung medikamentös zu behandeln. Am besten spricht die Erkrankung auf eine Behandlung mit Dopamin an, das auch bei der Parkinson-Krankheit wirksam ist.

Unser Patient nahm deshalb 2 Stunden vor dem Schlafengehen 125 mg eines Dopaminpräparates ein, eine Stunde später eine weitere Tablette in einer sich verzögert freisetzenden Retardform. Innerhalb weniger Tage konnte er rascher einschlafen, die quälenden Mißempfindungen gingen zurück, und er war während des Tages zunehmend wieder wach und leistungsfähig. Die Wirksamkeit der Medikation konnte auch bei einer Kontrolluntersuchung im Schlaflabor bestätigt werden.

Ist es schwierig, die Beschwerden mit einem Dopaminpräparat in den Griff zu bekommen, muß auf andere Substanzen übergegangen werden, wie Benzodiazepine oder das Clonidin, das als blutdrucksenkendes Medikament auf dem Mark ist. Hilft auch dies nicht, verschreiben wir auch Opiate, weil diese ebenfalls wirksam sind.

Die unruhigen, ruhelosen Beine und die nächtlichen periodischen Beinbewegungen sind oft ein Grund für schwere langjährige Schlafstörungen. Die Erkennung und diagnostische Sicherung im Schlaflabor eröffnet den Weg zu einer in aller Regel notwendigen medikamentösen Behandlung. Es ist eine auf Dauer angelegte Therapie, wobei einschränkend gesagt werden muß, daß eine Reihe von Patienten bisher nicht vollständig zufriedenstellend behandelt werden kann.

6 Störungen des Schlaf-Wach-Rhythmus

Durchschnittlich müssen etwa 7 % der männlichen und 2 % der weiblichen Arbeitnehmer regelmäßig in den Nachtstunden arbeiten und können nur tagsüber schlafen (Knauth u. Rutenfranz 1992). Nachtschichtarbeiter müssen während ihrer eigentlich körperlichen Aktivitätsphase schlafen, damit sie in der Nacht leistungsfähig sind. Aber nicht nur Schichtarbeiter, sondern auch Angestellte von Fluglinien, die beständig Zeitzonen überqueren müssen, leben gegen ihre innere Uhr.

Schlafstörungen durch Schichtarbeit

Viele Dienstleistungen wären ohne Schichtarbeit in unserer heutigen Gesellschaft nicht möglich (Polizei, Feuerwehr, Ärzte und Pflegepersonal in Kliniken). Die Entwicklung von Schlafstörungen im Sinne der Entwicklung von Schlafdefiziten bzw. mangelnder Schlafqualität ist deshalb ein häufig auftretendes gesundheitliches Problem in diesen Berufsgruppen. Ob Schlafstörungen jedoch auftreten, hängt von verschiedenen Faktoren ab.

Schlafstörungen kommen vor allem in Zusammenhang mit Nachtschichtarbeit vor. Äußere Einflüsse,wie z. B., daß das soziale und familiäre Leben tagsüber stattfindet, wenn der Arbeitnehmer schläft, sind insbesondere für Dauernachtschichtarbeiter (z. B. bei Krankenschwestern) ein wesentlicher Einflußfaktor. Obwohl sich der biologische Schlaf-Wach-Rhythmus gerade über lange Perioden vollständig umstellen kann, entstehen Schlafdefizite, z. B. durch das Bestreben, am allgemeinen sozialen Leben teilzunehmen. Straßen- oder Kinderlärm am Tag, wenn der Schichtarbeiter schlafen will, stören erheblich die Schlafkontinuität und führen darüber hinaus zu vegetativen Störungen wie Blähungen, Appetitlosigkeit oder Magenschmerzen. Auch ausgesprochene Morgentypen haben allgemein große Probleme mit der Umstellung ihres Schlaf-Wach-Rhythmus auf Schichtarbeit und sollten eigentlich davon Abstand nehmen. Ältere in Schicht arbeitende Menschen, bei denen die Flexibilität der Verschiebung biologischer Rhythmen nachläßt, entwickeln ebenfalls häufiger als jüngere Arbeitnehmer Schlafstörungen.

Ein 43jähriger Patient arbeitete seit 20 Jahren in verschiedenen metallverarbeitenden Unternehmen im Schichtdienst. Der gute Verdienst und daß er bis vor 5 Jahren ledig gewesen war, hatte ihn veranlaßt, besonders viele Nachtschichten zu übernehmen. Mit dem Schlafen hatte er bis vor 2 Jahren keine größeren Probleme. Der Betrieb, in dem er nun 8 Jahre tätig war, hatte einen anderen Schichtrhythmus als der vorherige. Er arbeitete seit dieser Zeit in der wöchentlichen Aufeinanderfolge Nacht-, Spät- und Frühschicht. Besonders die Frühschichtwoche, die um 5 Uhr beginnt, machte ihm zu schaffen, da er fast eine Stunde Anfahrtsweg zum Betrieb hatte. Er versuchte, sich deshalb besonders früh am Abend hinzulegen und zu schlafen. Er lag jedoch oft ein bis zwei Stunden wach und schlief erst gegen

Mitternacht ein. Der Schlaf war nicht ausreichend, so daß er sich morgens müde zur Arbeit schleppte. Tagsüber konnte er nach den Nachtschichten immer gut schlafen. Wie viele seiner Kollegen, litt er unter einem Reizmagen, was er auch auf seinen exzessiven Zigarettenkonsum von bis zu 60 Stück pro Tag zurückführte. Im nächsten Urlaub wollte er aufhören zu rauchen, was ihm über die letzten Jahre für jeweils einige Monate auch gelungen war.

Der eigentliche Grund für den Besuch in der Ambulanz war, daß er seit einem halben Jahr auch Probleme mit dem Schlafen tagsüber hatte. Er schlief zwar rasch ein, wachte aber andauernd auf und fühlte sich zu Arbeitsbeginn unausgeschlafen, machte nachts Flüchtigkeitsfehler an der Maschine, was ihm früher eigentlich nicht passiert war. In Spätdienstwochen konnte er noch am besten schlafen. Zwar benötigte er dann auch oft bis zu zwei Stunden zum Einschlafen und wachte nachts oft auf, schlief jedoch relativ tief und fest in den Morgenstunden, wenn seine Ehefrau zur Arbeit mußte. Da er dann meist erst gegen 11 Uhr aufstand, ergaben sich Probleme, weil sich die Ehepartner kaum sahen. Im Urlaub schlief er deutlich besser ein und wachte nicht mehr so häufig auf. Nach etwa 10 Tagen schlief er wieder so wie früher.

Der Patient wurde in einer typischen »Frühschichtnacht« im Schlaflabor untersucht. Er benötigte nach der Eingewöhnung an die Laborbedingungen knapp 2 Stunden bis zum Einschlafen und wachte nachts siebenmal für längere Zeit auf. In der darauffolgenden »Spätschichtnacht« im Labor schlief der Patient insgesamt besser, hatte jedoch unverändert Einschlafstörungen.

Rotierende Früh-, Spät- oder Nachtschichten im Wochentakt verursachen viel häufiger Schlafprobleme als kürzere Nachtschichtblöcke – z. B. von drei aufeinanderfolgenden Nachtschichten (Knauth u. Schönfelder 1990; Knauth u. Rutenfranz 1992). Czeisler et al. stellten 1982 in einer Untersuchung von Schichtarbeitern fest, daß die Rotationsrichtung der Schichten ebenfalls eine Rolle spielt. Günstiger für Schichtarbeiter ist der sogenannte »Vorwärtswechsel« (Früh-, Spät- , Nachtschicht). Unser Patient befand sich in einem »Rückwärtswechsel« (Nacht-, Spät-, Frühschicht). Da eine Richtungsänderung aus innerbetrieblichen Gründen nicht möglich war, konnten wir erreichen, daß der Patient ein Vierteljahr ausschließlich in Spätschichten arbeitete.

Der Patient reduzierte erheblich seinen Zigarettenkonsum, der ebenfalls ein wichtiger schlafstörender Faktor ist. Weiterhin lernte er zur Entspannung die progressive Muskelrelaxation. Er schlief danach rascher ein und war mit seinem Schlaf deutlich zufriedener. Die Ehefrau, die bei einem der weiteren Vorstellungstermine ihren Ehemann begleitete, beklagte sich aber über die neue Arbeitszeit. Immer wenn sie von der Arbeit nach Hause komme, gehe er zur Arbeit, und am Wochenende sei er müde und habe zu Unternehmungen keine Lust. Der von den Eheleuten vereinbarte Kompromiß bestand schließlich darin, daß der gelernte Kraftfahrzeugmechaniker eine Anstellung in der Werkstatt eines Autohauses bekam und nun zu üblichen Tageszeiten arbeitet. Der Nachtschlaf normalisierte sich innerhalb eines Jahres wieder. Eine Nachuntersuchung im Schlaflabor zeigte eine Einschlafzeit von 30 Minuten, zweimaliges, aber nur kurzes nächtliches Erwachen und eine regelrechte Schlafarchitektur. Die subjektive gute Beurteilung des Patienten wurde damit bestätigt.

Um Schlafprobleme im Zusammenhang mit Schichtarbeit zu verhindern, sollte z. B. der betriebsärztliche Dienst veranlassen, daß gefährdete Personen (Morgentypen, ältere Menschen) erst gar nicht in Rotationsschichten mit Nachtarbeit eingeteilt werden. Außerdem sollte eine entsprechende Überwachung stattfinden, so daß über Schlafstörungen klagende Mitarbeiter in den Tagdienst umgesetzt werden können. Ferner erscheint es sinnvoll, Nachtschichtblöcke zu verkürzen und darauf hin zu arbeiten, daß nach Nachtschichten Tagschlaf wenigstens einigermaßen ungestört, vor allem von Lärmeinflüssen, stattfinden kann.

Zeitzonenverschiebung durch Transmeridianflüge

Im Zeitalter des Fliegens können innerhalb von Stunden mehrere Zeitzonen überquert werden. Die Anzahl der überflogenen Zeitzonen, die Flugrichtung, Nachtflüge und über mehrere Tage sich summierende Arbeitsstunden gelten als hohe Belastungsfaktoren für fliegendes Personal.

Schon der Urlauber, der am Mittag von Frankfurt abfliegt und achteinhalb Stunden später in Washington ankommt, wo es nach dortiger Zeit erst früher Nachmittag ist, muß sich an die um 6 Stunden verschobene Zeit anpassen. Die typischen Anpassungsphänomene, die als »Jet lag« bezeichnet werden, bestehen in Unwohlsein, Magen- und Schlafproblemen. Die Anpassungsdauer ist allgemein bei einem Flug in westlicher Richtung, was einer Verlängerung des subjektiven Tages entspricht, kürzer als bei Flügen in östlicher Richtung (Verkürzung des Tages; Wever 1979). Deshalb wird die körperliche Wiederanpassung des Urlaubers an die Zeit in Deutschland nach dem Heimflug nach Frankfurt länger dauern. Für Flieger sollte deshalb als Faustregel gelten: »Für jede Stunde Zeitverschiebung benötigt der Organismus einen Tag zur Anpassung«.

Untersuchungen des Schlafes von Piloten, Copiloten und Flugingenieuren verschiedener Fluggesellschaften weisen darauf hin, daß die Schlafeffizienz nach Flügen in westlicher Richtung deutlich besser ist als bei solchen in östlicher Richtung (Graeber 1986).

In unserer Ambulanz stellen sich immer wieder Stewardessen und andere Crewmitglieder vor, die oft nach vielen Jahren Flugerfahrung zunehmende Probleme mit der Anpassung ihrer biologischen Rhythmen an die jeweiligen Zeitzonen haben. Erstaunlicherweise kennen sie zwar die Empfehlungen, wie die Ausprägung von »Jet lag« zu vermindern ist, praktizieren aber oft nicht konsequent die entsprechenden Maßnahmen (Tabelle 7). Aber auch neue Ruhezeit- und Dienstpläne, die vor allem wirtschaftlichen Maximen folgen, tragen zu solchen Schwierigkeiten bei.

Häufig versuchen Betroffene mit Hilfe von alkoholischen Getränken und Schlaftabletten ausreichend langen und erholsamen Schlaf zu finden. Das gelingt meist auch eine Zeitlang relativ erfolgreich. Wenn sich Schlafstörungen aber auch in der Freizeit und im Urlaub einstellen, wird der Schlaf zu einem erheblichen Problem. Ähnlich wie bei Schichtarbeitern spielen bei diesen Patienten neben der Belastung, daß sich der körperliche Rhythmus immer wieder auf neue Bedingungen umstellen muß und daß die Umstellungsdauer mit dem Lebensalter zunimmt, persönliche, allgemein auf die Arbeit bezogene oder familiäre Faktoren eine Rolle.

Therapeutisch versuchen wir, besonders auf den Verzicht von Schlaftabletten und Alkoholgenuß einzuwirken und empfehlen, die in Tabelle 7 aufgeführten

Tabelle 7. Möglichkeiten zur Verbesserung der Anpassung nach Zeitzonenverschiebungen (Transmeridianflüge; modifiziert nach Knauth u. Rutenfranz 1992).

Fliegendes Personal	Allgemein und für Flugpassagiere
Reduzierung der Anzahl transmeridianer Flüge vom 45.-50. Lebensjahr an	Schlafen zur Heimatzeit, wenn Aufenthalt nur 1 bis 2 Tage dauert
Ausreichend lange Ruhephasen in Abhängigkeit von der Anzahl der Zeitzonenüberquerungen, der Dauer der Arbeitsperioden und der Abflugzeit (längere nach Flügen in östliche, kürzere in westliche Richtung)	Zwei Tage vor Flügen in westlicher Richtung 1 bis 2 Stunden später zu Bett gehen, vor Flügen in östlicher Richtung entsprechend früherer Schlafbeginn
Kurzer Schlaf vor Flugbeginn bei Flügen nach Westen und nächtlichem Rückflug in östlicher Richtung	Ausgeschlafen eine Flugreise beginnen
Kurzer Schlaf nach Ankunft eines Fluges aus östlicher Richtung und den nächsten Schlaf beginnen zu ortsüblicher Zeit	Umstellen der Uhrzeit auf Ortszeit schon im Flugzeug und subjektiv Einstellung auf dieses Schlafen zu den Nachtzeiten des Ankunftortes. Bei großer Müdigkeit: maximal 2 Stunden tagsüber schlafen. Nach Flügen in östlicher Richtung nicht zu lange in den Morgen hinein schlafen: Nach Ankunft sich viel im Freien aufhalten: Sonnenlicht fördert die Anpassung der Rhythmen.
	Kohlehydratreiche Nahrung und körperliche Bewegung fördern das Einschlafen. Keine Schlaftabletten im Flugzeug einnehmen: »Vorschlafen« nützt nichts.

Tabelle 7. Fortsetzung

Fliegendes Personal	Allgemein und für Flugpassagiere
	Wenn überhaupt, Mittel zur Anbahnung von Schlaf am Ankunftsort: kurz wirksame Schlafmittel. Möglichst wenig oder gar keinen Alkohol trinken
	Noch nicht ausreichend in der Wirksamkeit und Dosierung belegt: Körpereigenes Rhythmushormon Melatonin soll die Anpassung beschleunigen

Vorschläge in das Verhaltensrepertoire aufzunehmen. Zusätzlich ist das Erlernen eines Entspannungsverfahren, wie z. B. das Hatha-Yoga, sinnvoll. Besteht für das Crewmitglied ein sehr unregelmäßiger und strapazierender Flugrhythmus, sprechen wir auch die zuständigen Mitarbeiter des jeweiligen Unternehmens an, so daß oft eine entsprechende Arbeits- bzw. Routenplanänderung für den individuellen Fall erreicht werden kann.

In der Regulation des Schlaf-Wach-Rhythmus spielt der körpereigene Botenstoff Melatonin eine wichtige Rolle. Ob jedoch mit der Einnahme des mittlerweile in einigen Ländern kommerziell erhältlichen Stoffes eine entscheidende Verbesserung von Jet-lag-Beschwerden einschließlich der Schlafprobleme erreicht werden kann, wird derzeit noch kontrovers diskutiert. Eine Empfehlung zu der Einnahme eines entsprechenden Medikamentes kann deshalb noch nicht gegeben werden.

Seltenere Störungen des Schlaf-Wach-Rhythmus

Es wird geschätzt, daß etwa 7 % der Jugendlichen Schlafprobleme entwickeln, weil ihr physiologischer Schlaf-Wach-Rhythmus nicht mit dem der übrigen Bevölkerung übereinstimmt (Pelayo et al.1988). Sie können in der Regel nicht vor 2 Uhr nachts einschlafen und haben ernsthafte Probleme, morgens zu dem für den Schul- oder Arbeitsbeginn notwendigen Zeitpunkt aufzustehen. Oft verschlafen sie, sind schwer weckbar und fühlen sich bis zum frühen Nachmittag ausgesprochen müde. An Wochenenden schlafen sie bis in den frühen Nachmittag hinein. Alle möglichen Trainingsübungen, morgens rechtzeitig aufzuwachen, fruchten meist genauso wenig wie das Stellen zahlreicher Wecker. Die Störung wird im Englischen als »Delayed sleep phase syndrome« (»zeitlich nach hinten verlagerte Schlafphasen-Störung«) bezeichnet.

Eine 20jährige Patientin wurde von einem niedergelassenen Neurologen an uns überwiesen. Auf dem Überweisungsschein stand: »Unklare Schlafstörungen mit schwierigem morgendlichen Aufwachen, Einschlafstörungen«.
Schon als kleines Kind, so berichtete die Patientin, habe sie große Schwierigkeiten mit dem Einschlafen gehabt. Ihre Mutter hatte sie abends gegen 9 Uhr ins Bett gelegt, sie hatte sich aber wieder im Bett aufgesetzt und leise vor sich hin gespielt. Schon zur Kindergartenzeit und später auch in der Schule bedurfte es immer großer Anstrengungen, bis die Mutter sie wach bekam. Laute Wecker hatte sie zwar gehört, war aber immer wieder eingeschlafen. Nach Abschluß der Hauptschule erzählte sie

schließlich einem Berater im Arbeitsamt von ihren Problemen, der ihr dann im Scherz riet, eine Stelle mit ausschließlicher Nachtarbeit anzunehmen. Jetzt absolvierte sie eine Ausbildung zur Verkäuferin und arbeitete in einer Boutique. Nur aufgrund des Arbeitsbeginns um 9 Uhr kam sie relativ selten zu spät zur Arbeit. Dennoch bereitete ihr das Aufstehen gegen 8 Uhr große Probleme. Sie stellte sich 4 Wekker, die im Abstand von 10 Minuten hintereinander klingelten, auch den telefonischen Weckdienst hatte sie abonniert. Außerdem war die letzte Weckinstanz ihre Mutter. Da sie in einer eigenen Wohnung im Elternhaus wohnte, kam die Mutter zu ihr hoch, wenn sie sich um 8.30 Uhr noch nicht bei ihr gemeldet hatte. Tagsüber war sie meist sehr müde und mußte sich viel bewegen, um nicht einzuschlafen. Am späten Abend war sie richtig aktiv und fit für lange Disconächte, denn vor 3 Uhr nachts konnte sie sowieso nur ganz schlecht einschlafen. Als besonders störend empfand sie es, daß sie Wochenenden regelmäßig verschlief. Oft wachte sie samstags erst zwischen 14 und 15 Uhr auf, und für Einkäufe war es dann meist zu spät. Auch im Urlaub verschlief sie den Tag, wenn nicht mitreisende Freunde sie entsprechend rechtzeitig und vehement weckten.

Zunächst vereinbarte ich mit der Patientin, daß sie über 8 Wochen ein Schlaftagebuch führen sollte. Bei der Auswertung bestätigte sich die Verdachtsdiagnose eines »Delayed phase sleep syndrome«.

Die Registrierung des Ruhe-Aktivitäts-Rhythmus mit dem oben beschriebenen miniaturisierten Bewegungsaufnehmer über eine Woche und die kontinuierliche Aufzeichnung der Körpertemperatur mit einer rektalen Temperatursonde zeigten eine zeitliche Verschiebung des nächtlichen Körpertemperaturminimums in den frühen Morgen hinein.

Therapeutisch entschieden wir uns für einen Behandlungsversuch mit »hellem Licht«. Czeisler et al. (1989) hatten im Zusammenhang mit dieser Störung von guten Behandlungserfolgen berichtet. Die ersten überzeugenden Erfolge dieser Lichttherapie wurden im übrigen bei bestimmten jahreszeitlich gebundenen Depressionsformen erzielt.

Sonnenlicht übt einen großen Einfluß auf die Regulation von zirkadianen Rhythmen aus. Die Lichttherapie, die mit kommerziell erhältlichen Lichttherapiegeräten durchgeführt wird, benutzt helles, dem Spektrum der Sonne angeglichenes Licht (2500 lux) mit reduziertem UV-Anteil und enthält keine Spektralanteile, die das Auge schädigen. Trotzdem sollten Patienten mit Augenschäden nicht mit Licht behandelt werden. Der Abstand vom Auge zur Lampe muß ca. 80 cm betragen (Abb. 30); die Behandlung dauert etwa 2 Stunden. Die Lichttherapie ist eine sehr gut verträgliche und praktisch nebenwirkungsfreie Behandlungsform. Mit dieser Behandlung werden nach hinten verschobene Rhythmen durch helles Licht am Morgen zeitlich nach vorne verlagert.

Die Patientin behandelten wir 3 Wochen mit »hellem Licht«. Sie erhielt von uns ein fahr- und schwenkbares Lichttherapiegerät, das im Abstand von 80 cm über ihrem Kopf installiert wurde. Die an dem Gerät angebrachte Zeitschaltuhr schaltete das Gerät jeweils um 6 Uhr ein und um 8 Uhr morgens wieder ab. Mit dieser Therapie stellte sich rasch ein positiver Behandlungserfolg ein:

Begeistert berichtete die Patientin, daß sie nun früher, nämlich gegen Mitternacht, ins Bett gehe und relativ rasch einschlafen könne. Morgens wache sie leichter auf. Es wurde vereinbart, daß sie ihre abendlichen Zubettgeh-

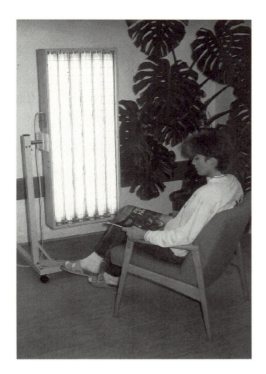

Abb. 30. Lichttherapiegerät.

zeiten strikt weiter einhalten sollte. Leider war der Erfolg nur von kurzer Dauer, da die Patientin an den Wochenenden besonders lange ausgehen wollte. Nach einem Vierteljahr stellte sie sich wieder vor. Der Rhythmus hatte sich wieder in den ursprünglichen Zustand zurückverlagert. Eine erneute Lichttherapie zeigte den gewünschten Erfolg, so daß wir ein solches Gerät verschrieben.

Eine ähnliche Behandlung kann auch bei Patienten erwogen werden, die besonders früh am Morgen (zwischen 4 und 5 Uhr) aufwachen und abends zwischen 8 und 9 Uhr so müde sind, daß sie ins Bett gehen. Häufig sind davon ältere Menschen betroffen. In solchen Fällen erweist sich eine abendliche Lichtexposition als günstig.

7 Parasomnien

Der Begriff »Parasomnien« stammt teils aus dem Griechischen (para = neben, abweichend) und teils aus dem Lateinischen (somnus = Schlaf). Diese Kategorie von Schlafstörungen bezeichnet unerwünschte Ereignisse und Aktivitäten, die entweder im Schlaf oder am Übergang vom Schlaf zum Wachen auftreten. Die bekanntesten und in der Praxis wichtigsten Störungsbilder sind das Schlafwandeln, Nachtängste (Pavor nocturnus) und Alpträume.

Schlafwandeln

Im allgemeinen Sprachgebrauch wird Schlafwandeln auch als Nachtwandeln oder Mondsüchtigkeit beschrieben. Es ist eine faszinierende Störung, die wahrscheinlich so alt ist wie die Menschheit.

Schlafwandeln ist im Erwachsenenalter selten zu beobachten. Aber bis zu 15 % der Kinder im Alter zwischen 5 und 12 Jahren schlafwandeln einmal pro Nacht. Bei den meisten Kindern verliert sich diese Gewohnheit in der Pubertät.

Nicht immer wandelt der Betroffene wirklich in der Nacht umher. Viel häufiger setzen sich die Betroffenen im Bett auf und machen einige banale und zum Teil auch

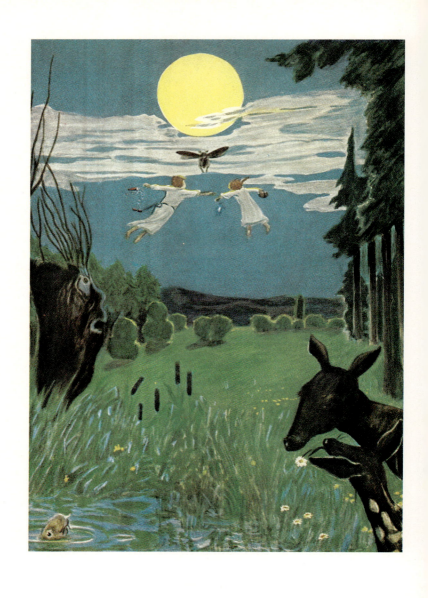

Abb. 31. Der Flug zur Sternenwiese aus Peterchens Mondfahrt.

sinnlose Bewegungen. Dazu gehören nesteln, zupfen oder wischen. Wenn die Patienten dann jedoch aus dem Bett aufstehen, öffnen sie Türen, ziehen sich an, gehen ins Badezimmer oder steuern den Kühlschrank in der Küche an. Viele Schlafwandler entwickeln während des Schlafwandelns einen großen Appetit und essen wahllos alles, was sie finden.

Die Augen sind während der Schlafwandelepisoden meist geöffnet, und trotzdem ist die Sicherheit des sich Orientierens keineswegs immer gegeben. Schlafwandler stolpern z. B. über Teppiche oder verletzen sich, wenn sie an Stelle einer vermeintlichen Tür gegen die Wand stoßen. Gefährlich kann es werden, wenn sie Balkontüren öffnen und z. B. über die Brüstung klettern.

Die meisten Schlafwandelepisoden dauern jedoch nur einige Sekunden, manchmal Minuten, ganz selten eine Stunde lang. Oft wird der Patient schon während der schlafwandlerischen Episoden langsam wacher und findet sich meistens im eigenen Bett wieder. Es kommt aber auch vor, daß sich der Schlafwandler in völlig ungewohnter Umgebung wiederfindet.

Während des Schlafwandelns ist ein Kontakt mit den Betroffenen nicht herstellbar. Manchmal wiederholen sie auf Ansprache kurze, unvollständige Satzfetzen. Weckt man den Schlafwandler während einer solchen Episode auf, so ist er meistens für einige Minuten nicht vollständig orientiert und reagiert oft erschreckt bzw. panisch. In der Literatur wird immer wieder beschrieben, daß anscheinend eine starke Lichtquelle, früher war es vor allem der Mond, eine große Faszination auf den Schlafwandler ausübt und er ihr folgt (Abb. 31).

Auf Veranlassung ihres Freundes kam eine 21jährige Patientin zu uns in die Schlafambulanz. Der Freund, mit dem die Patientin zusammenlebte, be-

gann das Gespräch: »Meine Freundin steht mitten in der Nacht auf, murmelt etwas vor sich hin, legt sich dann wieder ins Bett und schläft weiter. Das macht mir keine Angst, aber neulich ist sie aufgestanden und hat den Spiegel in unserem Schlafzimmer zerschlagen und sich dabei die Hand verletzt. Ich bin von dem Lärm wach geworden, zu ihr gegangen, habe sie gerüttelt, aber sie war nicht ansprechbar«. In den letzten Wochen war es besonders schlimm gewesen, jede Nacht stellte sie etwas anderes an. Sie war voller blauer Flecken. Die Patientin selbst berichtete, daß sie schon als kleines Kind nachts herumgewandert war. Sie selbst hatte überhaupt keine Erinnerung an solche Ereignisse, fühlte sich allenfalls am nächsten Morgen unausgeschlafen. Sie erinnerte sich selbst an eine merkwürdige Geschichte. Als sie 14 oder 15 Jahre alt war, hatte sie sich selbst mitten in der Nacht, nur mit dem Nachthemd bekleidet, vor dem Haus ihrer Eltern wiedergefunden. Sie konnte sich überhaupt nicht erinnern, wie sie dahin gekommen war. Wahrscheinlich wollte sie gerade die Straße überqueren, als sie von dem Bremsenquietschen eines Autos aufwachte. Sie war sicher auf dem Weg zur Großmutter gewesen, die auf der gegenüberliegenden Straßenseite wohnte.
Das, was ihr Freund ihr jetzt jeden Morgen erzählte, mache ihr auch Angst. Sie befürchte, daß ihr noch etwas Schlimmeres zustoßen könnte, z. B. daß sie Fenster öffnen und dann hinaus springen würde.

Schlafwandeln tritt typischerweise in den ersten Stunden nach dem Einschlafen auf. Das Schlafprofil zeigt, daß die Patienten immer aus dem Tiefschlaf heraus Schlafwandeln. Meist geht den Schlafwandelepisoden ein deutlicher Anstieg der Muskelspannung im Tiefschlaf voraus.

Schlafwandeln muß von ähnlichen Verhaltensweisen in der Nacht, die durch nächtliche epileptische Anfälle bedingt sind, abgegrenzt werden. Schon die Beobachtung kann dieser Abgrenzung dienen, da sich die Verhaltensweisen voneinander unterscheiden. Epilepsiepatienten kauen, schmecken oder lecken, grunzen oder brummen oder schieben Gegenstände hin und her, knöpfen die Schlafanzugjacke auf und zu. Das Gesicht ist dabei gerötet oder auch blaß, häufig ist ein verstärkter Speichelfluß, Herzrasen und Harndrang zu beobachten. Das ziellose im Zimmer Hin- und Herlaufen ist ähnlich wie beim Schlafwandeln.

Zur Unterscheidung von Epilepsie und Schlafwandeln ist das Hirnstromkurvenbild am Tag sowie die Computertomographie des Gehirns wichtig und im Zweifelsfall auch die Untersuchung im Schlaflabor notwendig. Wir untersuchen deshalb alle Patienten, die sich wegen des Verdachts auf Schlafwandeln vorstellen, routinemäßig im Schlaflabor.

Unsere Patientin wurde aufgefordert, in der Nacht vor der Schlaflaboruntersuchung besonders lange wach zu bleiben. Sie schlief dann innerhalb von 5 Minuten ein. Etwa eine Stunde nach dem Einschlafen setzte sich die Patientin plötzlich im Bett auf und murmelte einige unverständliche Sätze vor sich hin. Eine Viertelstunde später setzte sie sich wieder auf. Diesmal stand die Patientin aber auf, zog die im Verstärkereingang befestigten Kabel hinter sich her und strebte dem Ausgang des Untersuchungszimmers zu. Der Laborant eilte zu ihr hin, als sie an der Tür rüttelte. Behutsam begleitete er die Patientin wieder ins Bett zurück. Kurz bevor sie sich wieder hinlegte, erwachte sie und fragte verdutzt, wo sie sei, was denn passiert sei. Nachdem man die Patientin beruhigt hatte, schlief sie wieder ein.

Analysiert man das Schlafmuster von Schlafwandlern, so findet man keine Unterschiede zu normal Schlafenden. Warum Schlafwandeln auftritt, ist letztendlich nicht geklärt. Roger Broughton (1980) nimmt sowohl für das Schlafwandeln wie auch andere Parasomnieformen an, daß aufgrund einer gewissen Unreife des zentralen Nervensystems unvollständige, in diesem Schlafzustand nicht zu erwartende Schreckreaktionen aus dem Tiefschlaf auftreten. Auch hier scheint es eine familiäre Häufung von Schlafwandeln zu geben. Schlafwandelnde Patienten haben in ihrer Verwandtschaft überdurchschnittlich häufig ebenfalls davon betroffene Personen.

Meist hört das Schlafwandeln im jungen Erwachsenenalter von selbst auf, nur selten bleibt es unverändert bestehen bzw. akzentuiert sich auch noch wie bei der beschriebenen Patientin.

Der Partner sollte darauf hingewiesen werden, daß diese Störung bis auf die Verletzungsgefahr im Prinzip harmlos ist. Deshalb sollten Fenster und Türen abgesichert sein, um z. B. versehentliche Stürze mit fatalen Folgen zu vermeiden. Ein vehementes Ansprechen bzw. Wecken des Schlafwandlers ist nicht sinnvoll, der Schlafwandler sollte stattdessen behutsam in sein Bett zurückbegleitet werden.

Da ein Schlafdefizit eindeutig das Schlafwandeln fördert, ist es wichtig, daß die Patienten einen regelmäßigen Schlaf-Wach-Rhythmus mit regelmäßigen Zubettgehzeiten einhalten. Ein weiterer Faktor, der das Schlafwandeln begünstigt, sind angespannte Streßsituationen. Deshalb schlagen wir den Patienten vor, ein Entspannungsverfahren zu lernen, wie z. B. autogenes Training oder auch Entspannungsverfahren aus dem Hatha-Yoga.

Unsere Patientin wirkte deutlich jünger als 21 Jahre. Im Gespräch wurde deutlich, daß sie selbstunsicher und ängstlich auch gegenüber den Erwartungen ihrer Eltern und ihres Freundes war. Außerdem stand sie unter der großen Belastung der bevorstehenden Gesellenprüfung. Wir rieten ihr deshalb, zusätzlich eine psychotherapeutische Behandlung zu beginnen. Ziel dieser Behandlung war, das Selbstbewußtsein der Patientin zu stärken und eine Immunisierung gegenüber Streßsituationen zu erreichen (Marks 1993). Drei Jahre nach Ende der sich über ein Vierteljahr hinziehenden Behandlung meldete sich die Patientin noch einmal telefonisch bei uns. Sie berichtete, sie arbeite weiterhin als Friseuse, habe vor zwei Monaten geheiratet und fühle sich wohl, psychisch wesentlich stabiler als damals. Selten, vielleicht einmal im Jahr, habe sie wohl noch schlafgewandelt. Das letzte Mal, an das sie sich erinnere, war in der Nacht vor der Hochzeit. Ihr Mann habe aber großes Verständnis auch in dieser Beziehung für sie.

Ebenfalls recht wirksam in der Behandlung von Schlafwandlern ist eine spezifische Technik der Hypnose. In dem hypnotischen Zustand wird ein Auftrag vermittelt, demzufolge der Patient den Trancezustand mit Schlaf gleichsetzen soll. Dem Schlafwandler wird dann die Instruktion gegeben, daß er immer dann, wenn seine Füße den Boden berühren, sofort wach werden soll.

Von medikamentösen Behandlungen mit Schlafmitteln oder antidepressiv wirkenden Substanzen, die den Tiefschlaf reduzieren und somit auch die Schlafwandelepisoden, sehen wir bis auf seltene Ausnahmefälle ab.

Nachtängste (Pavor nocturnus)

Angstvolles (pavor = Angst, Furcht, Schrecken) nächtliches (nocturnus = nächtlich) Aufschrecken, das oft mit einem Wimmern, häufiger aber mit einem gellenden Schrei beginnt, ist bei kleinen Kindern nicht selten. Vor Beginn der Pubertät kommt es bei 1 bis 6 % der Kinder vor. Eine Häufung findet sich im Alter zwischen 5 und 7 Jahren. Bei Erwachsenen ist diese Störung selten, und bei den Betroffenen liegt meist eine psychische Beeinträchtigung vor, die einer Behandlung bedarf.

Im Anschluß an diesen lauten Schrei befinden sich die Betroffenen in einem massiven Angstzustand. Sie setzen sich im Bett auf, haben einen ängstlichen Gesichtsausdruck, die Pupillen sind weitgestellt, die Atmung ist beschleunigt, und das Herz rast. Oft fallen sich wiederholende Bewegungsmuster bzw. wildes Gestikulieren auf. In diesem Zustand reagieren die Kinder nicht auf Zuspruch und Beruhigung der Eltern. Nach 5 bis 10 Minuten klingt dieser Zustand wieder ab. Eine Erinnerung an diesen Zustand am nächsten Morgen besteht nicht.

Nachtängste treten – wie das Schlafwandeln – immer im ersten Nachtdrittel aus dem Tiefschlaf heraus auf. Betroffene berichten, falls sie geweckt werden, im Gegensatz zu Alptraumgeplagten, praktisch nie über Träume.

Ähnlich wie für das Schlafwandeln wird eine Instabilität des zentralen Nervensystems im Hinblick auf die Fähigkeit zur Aufrechterhaltung des Tiefschlafes angenommen.

Gelegentliche Nachtängste im Kindesalter sind harmlos, und die Eltern sollten über die Harmlosigkeit aufgeklärt werden. Man sollte darauf achten, daß die Kinder feste Schlafenszeiten einhalten und nicht unter Schlafdruck (= Tiefschlafdruck) geraten, indem sie abends spät ins Bett gehen. Sind Kinder mit Nachtängsten auch tagsüber sehr ängstlich, so empfiehlt es sich, wenn sie mit den Eltern zusammen eine psychotherapeutische Beratung aufsuchen.

Alpträume

Im Gegensatz zu Nachtängsten werden Alpträume als furchterregende, lebhafte Angstträume mit Verfolgung oder Bedrohung bezeichnet, an die sich der Träumer, wenn er davon erwacht, detailliert erinnern kann. Diese Angstträume treten vor allem im letzten Drittel einer Nacht auf und finden nicht im Tiefschlaf, sondern im REM-Schlaf statt.

Praktisch jeder hat irgendwann einmal in seinem Leben einen Alptraum. Im Kindesalter beobachten wir sie häufiger. Im allgemeinen sind gelegentliche Alpträume zwar unangenehm, aber kein Grund zur Besorgnis. Treten sie gehäuft im Erwachsenenalter auf, so sind sie oft mit Ein- und Durchschlafstörungen verbunden.

Eine 32jährige Patientin wandte sich an uns, weil sie aufgrund von immer wiederkehrenden Alpträumen nachts geweckt wurde. Durch die Lebhaftigkeit und die Realistik des Geträumten war sie nach dem Aufwachen so aufgeregt und geängstigt, daß sie nicht mehr einschlafen konnte. Vor einem Jahr war sie in die Großstadt gezogen, in der sie sich nicht wohlfühlte. Vor einem halben Jahr war eine Nachbarin abends auf dem Nachhauseweg vergewaltigt worden; das hatte sie sehr mitgenommen. Sie traute sich abends nur noch in Begleitung auf die Straße; zu Verabredungen fuhr sie nur noch mit dem Taxi und nicht mehr mit der U-Bahn. Der Alptraum, der sie nachts in Angst und Schrecken versetzte, hatte in Variationen immer das dasselbe Thema: Sie war ein kleines Mädchen, das zu Hause im Kinderzimmer schlief. Im Traum wurde sie davon wach, daß plötzlich am Fenster gerüttelt wurde und eine vermummte Gestalt an ihr Bett trat und sie mit einem Messer bedrohte. Sie sprang dann auf und rannte um ihr Leben, über die Felder in den nahen Wald, die vermummte Gestalt immer hinter ihr her. Sie stolperte über eine Baumwurzel; damit sei der Traum zu Ende und sie wache auf.

In weiteren Gesprächen wurde deutlich, daß die Patientin auch in zahlreichen anderen Situationen sehr ängstlich reagierte. Aufgrund dieser Tatsache vermittelte ich ihr eine Gesprächspsychotherapie.

Von Alpträumen werden besonders Menschen geplagt, die ein furchtbares traumatisches Ereignis durchlebten, das außerhalb der üblichen menschlichen Erfahrungen liegt. Dazu rechnen Vergewaltigung, Naturkatastrophen, Bombenangriffe, Folterungen oder Konzentrationslagerhaft. Bei diesen Patienten wiederholt sich das traumatisch erlebte Ereignis, das im realen Leben nicht verarbeitet werden konnte, als immer wieder auftretender Alptraum.

Eine 70jährige Frau suchte unsere Schlafambulanz wegen ihrer jahrelangen Schlafstörungen und heftigen Alpträume auf. Sie erzählte, sie sei nur zu einem kurzen Besuch mit einer Gruppe aus Südamerika in ihrer alten Heimatstadt. Fürchterliche, reale Träume würden sie quälen. Obwohl sie schon viele Jahre nicht gut durchschlafen könne, würde sie aber keine Schlafmittel einnehmen.

Einige Jahre, so fuhr sie fort, habe ihre Familie hier gelebt, sei dann aber nach Berlin umgezogen. Aber deshalb sei sie nicht zu mir gekommen. Sie sei die einzige, die von ihrer Familie übriggeblieben sei. »Ich bin jetzt 70 Jahre alt, welchen Sinn hat das Leben noch?«, fragte sie mich. Seit Jahren quälten sie Nacht für Nacht immer wiederkehrende Träume, besonders schlimm sei dies nach dem Tod ihres Ehemannes vor fünf Jahren: Die Eisenbahnfahrt von Berlin, zusammengepfercht in einem Eisenbahnwaggon nach Auschwitz, der Zufall, nicht ins Gas gehen zu müssen, der Morgenappell im Lager. Immer wieder erlebe sie die gleichen lebhaften Bilder in der Nacht, als stehe die Zeit still. Schweißgebadet erwache sie mitten in der Nacht. Ein Psychiater habe ihr Beruhigungsmittel verschrieben, die ihr aber nicht helfen würden.

Obwohl die Patientin dies eigentlich nicht vorhatte, erzählte sie nun detailliert aus ihrem Leben und über ihr Verfolgungsschicksal. Gemeinsam versuchten wir in der kurzen Zeit, eine Bilanz dessen zu ziehen, was sie nach 1945 als Positives und Negatives für sich selbst verzeichnen konnte. Ich verordnete der Patientin nach ausführlicher Aufklärung über die zu erwartenden Wirkungen und Nebenwirkungen eine niedrige Dosis eines antidepressiv wirksamen Medikaments. Eine pharmakologische Eigenschaft dieser Gruppe von Medikamenten ist die Unterdrückung des REM-Schlafes.

Zwei weitere, bewegende Gespräche folgten, bis die Patientin wieder zurück nach Argentinien flog. Ein halbes Jahr später erreichte mich ein Brief von ihr aus New York. Die ehemalige Patientin war zu Besuch bei Freunden und schrieb: »Meine Alpträume sind zwar noch da, aber seltener geworden. Ich bin optimistischer, habe viel Spaß am Reisen und genieße die letzten Jahre meines Lebens. Ob Ihr Medikament das bewirkt hat, oder die gemeinsamen Gespräche dazu beigetragen haben, daß es mir besser geht, weiß ich nicht. Trotzdem vielen Dank.«

▪ Seltenere Störungen

Neben dem bereits beschriebenen Schlafwandeln, den Angst- und Alpträumen suchen den Schlafmediziner gelegentlich Patienten auf, die über seltenere, den Parasomnien zuzuordnende Störungen klagen.

Am häufigsten und völlig harmlos sind die *Einschlafzuckungen*. Beim Übergang vom Wach- in den Schlafzustand erleben überarbeitete oder nervöse Menschen oder solche, die viel Kaffee trinken oder rauchen, oft Zuckungen der Beine, gelegentlich auch der Arme und des Kopfes. Es kann zu regelrechten Serien von solchen Einschlafzuckungen kommen. Manchmal sind sie so intensiv, daß der Betroffene davon wieder wach wird und erschreckt. Wir klären die Patienten über die Harmlosigkeit und die Faktoren auf, die zur Verminderung von solchen Einschlafzuckungen beitragen. Gelegentlich können Einschlafzuckungen bei der Entwicklung von Einschlafstörungen eine Rolle spielen.

Nächtliches Zähneknirschen (Bruxismus) ist sehr häufig und tritt vor allem in leichteren Schlafstadien auf. Bis zu 20 % der Schläfer sollen nachts mit den Zähnen knirschen. In der Regel wird nicht der Schlafmediziner, sondern der Zahnarzt mit den Folgen des nächtlichen Zähneknirschens, der Zahnabwetzung, konfrontiert. Von den Kollegen werden deshalb »Knirscherschienen« verordnet, die die Folgen des Zähneknirschens verhindern. Bei manchen Patienten hat es sich bewährt, ein Entspannungsverfahren zu erlernen, da im individuellen Fall oft ein Zusammenhang zwischen Streßsituationen und vermehrtem Knirschen besteht.

Eine ganz ungewöhnliche Form von Störungen, die ausschließlich im REM-Schlaf auftreten *(an den REM-Schlaf gebundende Verhaltensstörung)*, wurde vor einigen Jahren erstmals von Carlos Schenk (1986) beschrieben und führt gelegentlich Patienten zu uns zwecks Abklärung ins Schlaflabor. Meist sind es ältere Männer, die tagsüber keineswegs aggressiv sind und keine psychischen Probleme haben. Nachts treten sie plötzlich um sich, springen aus dem Bett, werden auch aggressiv gegenüber dem Bettpartner, zerkleinern Möbelstücke und anderes. Untersuchungen im Schlaflabor zeigen, daß diese Verhaltensauffälligkeiten ausschließlich aus dem REM-Schlaf heraus auftreten.

Hinter dieser Störung steht meist eine schwerere neurologische Erkrankung. Computertomographische Untersuchungen des Gehirns zeigen Veränderungen, die bestimmte Teile des Althirns betreffen. Bei diesen Patienten ist eine gezielte medikamentöse Behandlung mit bestimmten antidepressiv wirkenden Substanzen, die das Auftreten des REM-Schlafes unterdrücken, oder mit einem beruhigend wirkenden Medikament, das hauptsächlich bei epileptischen Anfallsleiden zum Einsatz kommt, angezeigt und meist erfolgreich in der Unterdrückung dieser nächtlichen Verhaltensweisen.

8 Schlafstörungen bei Kindern

Schlafstörungen sind bei Kindern prinzipiell genauso häufig wie im Erwachsenenalter. An dieser Stelle soll nicht auf Schlafstörungen eingegangen werden, bei denen frühkindliche Hirnschädigungen oder andere neurologische Störungsbilder zugrundeliegen. Hier sollen vor allem Zubettgehprobleme, Ein- und Durchschlafstörungen und verfrühtes Aufwachen im Kindes- und Jugendalter und die entsprechenden Behandlungsmöglichkeiten erläutert werden. Nachtängste bzw. Schlafwandeln wurden im Kap.7 »Parasomnien« abgehandelt.

Generell führen Schlafstörungen des Kindes meist auch zu Schlafstörungen der Eltern. Zahlreiche Schlafprobleme lösen sich jedoch von selbst, wenn sie nicht von den Eltern dramatisiert werden bzw. wenn Eltern ein konsequentes Verhalten zeigen.

Zubettgehprobleme

Zubettgehprobleme äußern sich darin, daß die Kinder am Abend alle möglichen Wünsche und Forderungen an die Eltern stellen: Sie möchten noch etwas essen oder trinken, wollen noch eine Geschichte vorgelesen bekommen oder weiter spielen. Sind die Eltern nicht konsequent und lassen die Kinder immer wieder gewähren, so kommt es immer wieder zu heftigen Auseinandersetzungen, wenn sie darauf bestehen, daß die Kinder zu Bett gehen. Meistens sind die Kinder eigentlich übermüdet. Aber es können auch Ängste vor Dunkelheit und Einsamkeit bzw. angespannte Eltern- und Kindbeziehungen vorliegen, die die Zubettgehprobleme verstärken. Oft geht es jedoch auch um das Bedürfnis nach Selbstbehauptung und Selbständigkeit des Kindes. Wenn diesem Autonomiebedürfnis am Abend zuviel Nachgiebigkeit entgegengebracht wird, kann eine Korrektur sehr schwierig werden.

Im Vordergrund einer Behandlung von Zubettgehproblemen steht die Beratung, in der den Eltern die Notwendigkeit vermittelt wird, daß ein konsequentes elterliches Verhalten im Rahmen eines zu entwickelnden Zubettgehrituals für das Kind wichtig ist. Zubettgehrituale sollten immer an den individuellen Bedürfnissen des Kindes anknüpfen und ihm klar machen, daß eine klare Grenze zwischen Tag und Nacht besteht und daß zur Erleichterung ein entspannender gleitender Übergang geschaffen wird. Solche Einschlafrituale müssen trainiert werden. Ein Zubettgehritual umfaßt einen festen Ablauf vom Abendessen über die Abendtoilette, das Zähneputzen bis hin zum gemeinsamen Spiel oder Vorlesen einer Gutenachtgeschichte. Das eigentliche Einschlafritual sollte mit einer halben Stunde angesetzt werden. Bei Kindern, die Angst vor der Dunkelheit haben, kann z. B. mit einem Dimmer ausgestattetes Nachtlicht von Nutzen sein bzw. das Offenlassen der Tür. Ein Schmusetier im Bett oder ein Glas warme Milch am Abend vor dem Schlafengehen können ebenso das Insbettgehen fördern.

Verzögertes Einschlafen

25 bis 30 % aller Kinder haben Einschlafstörungen. Eine zeitliche Grenze für verzögertes Einschlafen ist etwa eine halbe bis eine Stunde nach dem Lichtlöschen. Einschlafstörungen treten vor allem im Vorschul- und Schulalter auf. Im Schulalter verhindern besonders unverarbeitete Tagesereignisse bzw. Schulängste das Einschlafen.

Mangelndes Schlafbedürfnis durch zu geringe körperliche Auslastung am Tag, belastende Tagesereignisse, unregelmäßige Insbettgehzeiten – häufig zu früh, manchmal zu spät – oder zu langes Fernsehschauen am Abend mit anregenden und unverarbeiteten Inhalten können Ursachen für Einschlafstörungen sein. Auch Umgebungsverhältnisse können einen ungünstigen Einfluß haben:

- Aus Angst vor Erkältungen wird oft die Zimmertemperatur zu warm gehalten.
- Das Zusammenschlafen mit einem unruhigen Geschwister.
- Radio- oder Fernsehgeräusche, laute Gespräche oder Telefonate.

Auch bei Einschlafstörungen hat die elterliche Beratung Priorität. Die Eltern werden aufgefordert, auf Störquellen zu achten und diese zu reduzieren. Auch hier ist die Einhaltung eines Einschlafrituals sinnvoll:

- Spezielle Entspannungsgeschichten können vorgelesen werden. Manche Kinder schlafen besser ein, wenn sie sich selbst angenehme Geschichten ausdenken.
- Die Kinder können sich auch selbst sagen: »Alle Kinder schlafen, auch ich darf schlafen«.

- Mäßig warme Vollbäder mit Kräuterextrakten können schlaffördernd wirken.
- Bei Krankheit oder psychischer Belastung schlafen Kinder oft im elterlichen Bett rascher ein. Aus diesen Sonderfällen darf sich aber kein Gewohnheitsrecht entwickeln.
- Ein Schlafkalender, in dessen Tageskästchen nach jeder problemlosen Nacht z. B. ein lustiger Aufkleber angebracht wird oder wenn die Kinder nach einer bestimmten Zeit eine kleine Belohnung bekommen, kann besseres Einschlafen unterstützen.

Durchschlafstörungen

Kleinkinder wachen besonders im ersten und zweiten Lebensjahr häufig nachts auf, schlafen aber in der Regel problemlos wieder ein. Probleme entstehen aber dann, wenn das Kind schreit, nach den Eltern ruft und Angst äußert. Wiederholt sich dies in der Nacht mehrmals, werden verständnisvolle Eltern entnervt und ungeduldig, so daß sich immer wieder dramatische nächtliche Szenen abspielen.

Nächtlichem Schreien von Säuglingen wird häufig mit Füttern begegnet. Oft erhalten die Säuglinge dann zwischen einem halben und einem Liter Flüssigkeit in der Nacht. Ein solches Verhalten konditioniert oft das Schreien. Physiologisch ist es nämlich nicht notwendig, mehr als ein- bis zweimal nächtlich Nahrung aufzunehmen. Größere Flüssigkeitsmengen in der Nacht führen zu häufigerem Einnässen und verstärken somit die Aufwachwahrscheinlichkeit. Den Eltern wird deshalb geraten, schrittweise die Nahrungsmenge in der Nacht zu reduzieren und die Fütterungsintervalle zu verlängern. Statt des Fläschchens oder der mütterlichen Brust sollte das Baby durch Ansprechen beruhigt werden. Nicht das Schreienlassen verbessert das Durchschlafen, sondern gezielte Zuwendung.

Allgemein nimmt das nächtliche Aufwachen mit zunehmendem Lebensalter ab, nimmt um den für viele Kinder belastenden Schuleintritt wieder zu und wird dann seltener.

Bei allen Ein- und Durchschlafstörungen im Kindesalters sollte auch daran gedacht werden, daß Schlafstörungen des Kindes ein Barometer der Familienatmosphäre sein können: Ängstlichkeit der Mutter, Eheschwierigkeiten, Überforderung der Eltern durch die Kinder bzw. eine zu geringe Beachtung einer möglicherweisen Reizüberflutung. Solche Faktoren wirken oft ineinander und gewinnen dann zunehmende Bedeutung, wenn sich die Schlafstörung bei Kindern hartnäckig hält.

Früherwachen

Von verfrühtem Aufwachen kann dann ausgegangen werden, wenn Kinder vor 5 Uhr morgens aufwachen, nicht ruhig liegenbleiben, sondern ihre Umgebung ebenfalls aufwecken. Ursachen sind vor allem Lärm, mangelnde Verdunklung des Kinderzimmers, aber auch das zu frühe Insbettgehen am Abend.

Wenn diese Störungen bei älteren Kleinkindern auftreten, können sie aber auch mit der Einführung von Kuhmilch in die Nahrung und einer sich daraus entwikkelnden Kuhmilchallergie zusammenhängen. Diese Kinder schlafen typischerweise sehr kurz, oft weniger als 5 Stunden in der Nacht. Eine dementsprechende Umstellung der Ernährung verlängert und verbessert den Schlaf.

Die Behandlung von Schlafstörungen bei Kindern besteht im wesentlichen in der Beratung der Eltern. Sie müssen über die entwicklungsspezifischen Charakteristika des kindlichen Schlafes aufgeklärt und gezielt beraten werden, wie Einschlafrituale und zahlreiche andere einfache Hilfsmittel zu Hause umzusetzen sind. Nichtmedikamentöse Schlafhilfen stehen eindeutig an erster Stelle der Behandlung. Schlafmedikamente haben bis auf Ausnahmen in der Behandlung von Schlafstörungen im Kindesalter keinen Platz.

9 Schlafstörungen im höheren Lebensalter

Die Häufigkeit von Schlafstörungen steigt mit zunehmendem Lebensalter deutlich an. Bis zu 60 % der über 65jährigen Menschen klagen über Schwierigkeiten mit dem Einschlafen und bis zu 95 % über ein zu frühes morgendliches Erwachen. Bei der Entwicklung von Schlafstörungen bei jüngeren Patienten spielen vor allem psychische Faktoren eine wichtige Rolle, bei älteren Menschen sind es vor allem körperliche Erkrankungen, die wegen der im Alter ansteigenden Erkrankungshäufigkeit von größerer Bedeutung sind. Deshalb ist bei jedem älteren Menschen, der über Schlafstörungen klagt, eine gründliche diagnostische Abklärung dringend notwendig.

Eine Untersuchung von Fritz Hohagen und Mitarbeiter in Mannheim zeigte, daß Ärzte nach wie vor Patienten, die über Schlafstörungen klagen, zu rasch Schlafmittel verschreiben, die durchaus ausgeprägte negative Effekte haben können. Dies ist besonders dann der Fall, wenn als Ursache eine Störung der Atemregulation im Schlaf vorliegt.

Häufig empfinden ältere Menschen die mit dem Älterwerden verbundenen Veränderungen ihres Schlafverhaltens sehr beunruhigend. Deshalb ist es wichtig, den beunruhigten Patienten über die physiologischen Veränderungen des Schlafes im Alter aufzuklären (Tabelle 8).

Zahlreichen Untersuchungen zufolge nimmt besonders bei Männern etwa vom 50. Lebensjahr an – deutlicher als bei Frauen – der Tiefschlafanteil ab, und der Anteil der Leichtschlafstadien zu. Das Einschlafen verzögert sich. Der ältere Mensch wacht häufiger nachts auf, u.a. weil sich die Aufwachschwelle auf akustische Reize absenkt. Aufgrund der physiologischen Altersveränderungen des Schlafes muß der ältere Mensch mehr Zeit im Bett verbringen, um die gleiche Menge an Schlaf zu bekommen wie ein jüngerer.

Mit fortschreitendem Alter nimmt die Schlaffähigkeit in der Nacht ab. Gleichzeitig nimmt die Schlafbereitschaft am Tage zu; viele ältere Menschen halten deshalb einen Mittagsschlaf. Ursachen für die Zunahme der Schlafbereitschaft am Tage sind u.a. die weniger werdenden sozialen Kontakte, die Verschlechterung der körperlichen Leistungsfähigkeit, aber auch die Abflachung zirkadianer Rhythmen.

Tabelle 8. Schlafstörungen im Alter.

Klagen	Physiologische Veränderungen des Schlafes
Verzögertes Einschlafen	Einschlafdauer: 45-60 Minuten.
Schlaf weniger tief	Tiefschlafanteil verringert sich deutlich.
Schlaf häufig unterbrochen	Schlafunterbrechungen: Anzahl und Dauer nehmen zu.
	Weckschwelle senkt sich ab.
Schlaf weniger erholsam	Schlafeffizienz nimmt ab.

Die Klage über einen gestörten Nachtschlaf mit Beeinträchtigungen der Tagesbefindlichkeit bei älteren Menschen sollte vom Arzt immer ernstgenommen werden. Im Gegensatz zu jüngeren Patienten stimmen die Angaben über verzögertes Einschlafen, Anzahl und Dauer des nächtlichen Erwachens bzw. über verfrühtes morgendliches Erwachen bei älteren Menschen häufig sehr genau mit den im Schlaflabor erhobenen Befunden überein.

Einschlafdauern über 45 Minuten, mehr als vier- bis fünfmaliges nächtliches Erwachen und morgendliches Erwachen mehr als eine Stunde vor dem geplanten Aufstehen zeigt eine im Schlaflabor abzuklärende Störung an, wenn sie über mehr als einen Monat anhält. Auch die Klage über erhöhte Tagesmüdigkeit verbunden mit der Neigung, tagsüber nicht willentlich einzuschlafen, ist ein dringlich abzuklärendes Symptom.

Bei der Abklärung im Schlaflabor ist zu beachten, daß ältere Menschen eine längere Eingewöhnungszeit brauchen, bis sie sich an die ungewohnte Situation im Schlaflabor gewöhnt haben. Deshalb verbringen sie in der Regel zwei, gelegentlich auch drei Nächte im Schlaflabor.

Etwa 16 % unserer Patienten sind älter als 65 Jahre alt. Der häufigste Konsultationsgrund sind Ein- und Durchschlafstörungen verbunden mit der Klage über zu frühes morgendliches Erwachen. Weitere Ursachen sind die Schlafapnoe, das Syndrom der unruhigen Beine, psychophysiologische chronische Schlafstörungen und Altersdepressionen. Chronische Schlaflosigkeit ist bei Männern und Frauen gleich häufig. Bei einem Drittel lag eine bislang nicht als solche erkannte depressive Erkrankung der Schlafstörung zugrunde. Andere organische und neurologische Ursachen für Schlafstörungen im Alter sind:

- Lungen- und Herz-Kreislauf-Erkrankungen,
- Diabetes mellitus,
- rheumatische Erkrankungen,
- Juckreiz,
- Hirnabbauerkrankungen,
- Parkinson-Krankheit.

Die konsequente, die Veränderungen des Stoffwechsels im Alter beachtende Behandlung der körperlichen Grunderkrankung verbessert oft alleine schon den Schlaf. Die Patienten, die an einer obstruktiven Schlafapnoe oder einem Syndrom der unruhigen Beine leiden, werden prinzipiell behandelt wie jüngere Patienten. Im übrigen besteht das Behandlungskonzept aus:

- Aufklärung über die mit dem Älterwerden verbundenen Veränderungen des Schlafes.
- Vermittlung der Regeln einer modifizierten Schlafhygiene.
- Einsatz von Entspannungsverfahren.
- Einbeziehung des Spektrums aller nichtmedikamentösen Behandlungsverfahren.
- Gegebenenfalls Entwöhnungsbehandlung bei langjähriger Schlafmitteleinnahme.
- Gezielter Einsatz von Schlafmitteln: kleinstmögliche Dosis, kürzestmögliche Behandlungsdauer.

Die schlafhygienische Beratung für ältere Patienten sollte aber folgendermaßen modifiziert werden:

- Jeden Tag zur selben Zeit aufstehen, unabhängig davon, wann man zu Bett geht.
- Nur dann ins Bett gehen, wenn man müde oder schläfrig ist.

- Ein warmes Bad, ein leichtes Abendessen, aber auch Fernsehen kann der Entspannung dienen.
- Der Tag sollte gut organisiert werden. Das beinhaltet die Einnahme von Mahlzeiten und Medikamenten; ebenso die Planung von Aktivitäten, vor allem körperlicher Art.
- So lange wie möglich sich natürlichem Tageslicht aussetzen, um biologische Rhythmen auf den Hell- und Dunkelwechsel zu synchronisieren.
- Ältere Menschen sollten 6 Stunden vor dem Zubettgehen auf Koffein verzichten. Kurz vor dem Insbettgehen sollte kein Alkohol getrunken bzw. Nikotin konsumiert werden.
- Die Patienten, die ein Nickerchen am Tag halten, sollten dieses immer zur selben Zeit tun.

Auf Schlafmittel sollte weitgehend verzichtet werden. Ist dies nicht möglich, sollten sie nur in sehr niedriger Dosierung eingenommen werden.

Wesentliche Faktoren zur Verbesserung des Schlafes sind die Aufrechterhaltung von sozialen Kontakten, die körperliche Bewegung, solange dies möglich ist, und die Ausnutzung des Tageslichtes.

Die Behandlung von Schlafstörungen im Alter kann auch, wie oben beschrieben, mit hellem Licht vorgenommen werden. Noch in der Phase der Erforschung ist die Frage des Nutzens von Vitamin-B_{12}-Präparaten bei Schlafstörungen im Alter.

Adressen von Schlaflabors

Deutschland

Robert-Koch-Krankenhaus Apolda
Robert-Koch-Str. 6-8
99510 Apolda

Karl-Hansen-Klinik für Atemwegserkrankungen und Allergie/Schlaflabor
Antoniusstr. 19
33175 Bad Lippspringe

Fachklinik Balzerborn der LVA Hannover
Schlaflabor
Balzerbornweg 27
37242 Bad Sooden-Allendorf

DRK Krankenhaus
Mark Brandenburg
Pneumologie
Drontheimer Str. 39
13359 Berlin

Krankenhaus Neukölln
III. Innere Abteilung
Rudower Str. 48
12351 Berlin

Wilhelm-Griesinger-Krankenhaus
Schlafpolygraphisches Labor
Brebacher Weg 15
12683 Berlin

Medizinische Fakultät (Charite) der Humboldt Universität Innere Klinik/ Schlafmedizinisches Zentrum
Ziegelstr. 5-9
10117 Berlin

Neurologische Klinik
am Evangelischen
Johannes Krankenhaus
Schildescher Str. 99
33611 Bielefeld

BG Krankenanstalten
Klinik der Ruhr-Universität Bergmannsheil/ Medizinische Klinik
Pneumologie
Gilsingstr. 1
44789 Bochum

Ruhr-Universität Bochum
Abteilung für Angewandte Physiologie
Universitätsstr. 150
44801 Bochum

Psychiatrische Universitätsklinik
Sigmund-Freud-Str. 25
53127 Bonn

Neurologische Universitätsklinik
Sigmund-Freud-Str. 25
53127 Bonn

Landesklinik Nordschwarzwald
75365 Calw

Fachklinik für Atemwegs-
erkrankungen Donaustauf
Ludwigstr. 68
93093 Donaustauf

Klinik für Neurologie MH Erfurt
Nordhäuser Str. 74
99089 Erfurt

Medizinische Klinik I mit Poliklinik
Krankenhausstr. 12
91054 Erlangen

Klinikum der Johann-Wolfgang-
Goethe-Universität
Zentrum der Psychiatrie Schlaf-
ambulanz
Heinrich-Hoffmann-Str. 10,
60528 Frankfurt

Psychiatrische Klinik der Universität
Hauptstr. 5
79104 Freiburg

Medizinische Klinik
Pneumologie
Hugstetter Str.
79106 Freiburg

Zentralkrankenhaus Gauting,
Pneumologisch
Abteilung/Schlaflabor
Unterbrunnerstr. 85
82131 Gauting

Psychiatrische Klinik der Universität
Von-Siebold-Str. 5
37075 Göttingen

Krankenhaus Großhansdorf,
Wöhrendamm 80
22927 Großhansdorf

Klinik Ambrock
Ambrocker Weg 60
58091 Hagen

Thoraxklinik der LVA Baden
Amalienstr. 5
69126 Heidelberg

Marienhospital Katholisches
Krankenhaus Herne
Universitätsklinik
der Ruhr-Universität Bochum
Hölkeskampring 40
44625 Herne

Pfalzklinik Landeck
Weinstr. 100
76889 Klingenmünster

Zentralinstitut für Seelische Gesundheit
Postfach 5970
68159 Mannheim

Medizinische Poliklinik
der Universität
Zeitreihenlabor
Baldingerstr. 1
35033 Marburg

Klinik Rechts der Isar
Psychiatrische Klinik der TU
Ismaninger Str. 22
81675 München

Psychologisches Institut II
Labor für experimentelle Schlafuntersuchungen
Fliednerstr. 21
48149 Münster

Klinik Norderney/Klinik für Erkrankungen der Atmungsorgane und Allergien
Kaiserstr. 26
26548 Norderney

Bezirkskrankenhaus
Universitätsstr. 84
93042 Regensburg

Fachkrankenhaus Kloster Grafschaft
Abteilung Innere Medizin und Pneumologie
57392 Schmallenberg

Neurologische Klinik Hephata
Heinrich-Wiegang-Str. 57
34613 Schwalmstadt

REHA-Klinik St. Blasien
Muchländerstr. 4a
79837 St. Blasien

Universität Ulm
Abteilung Innere Medizin II,
Schlaflabor
Robert-Koch-Str. 8
89081 Ulm

Österreich

Psychiatrisch-Neurologische Universitätsklinik
Sektion Klinische Neurophysiologie
Auenbruggerplatz 22
8036 Graz

Neurologische Universitätsklinik
Lazarettstr. 14
1090 Wien

Schweiz

Psychiatrische Universitätsklinik
Wilhelm-Klein-Str. 27
4025 Basel

Medizinisches Zentrum Mariastein
4115 Mariastein bei Basel

Psychiatrische Klinik
Königsfelden
Forschungsabteilung
5200 Windisch (Aargau)

Pharmakologisches Institut der Universität
Gloriastr. 32
8006 Zürich

Psychologisches Institut
der Universität
Abteilung Klinische Psychologie
Schmelzbergstr. 40
8044 Zürich

Anhang

Fragebogen: Sind Sie ein Morgen- oder Abendtyp?

Gebrauchsanleitung

1. Lesen Sie bitte jede Frage sehr sorgfältig, ehe Sie antworten.
2. Beantworten Sie bitte *alle* Fragen.
3. Beantworten Sie die Fragen bitte in der vorgegebenen Reihenfolge.
4. Jede Frage soll unabhängig von anderen Fragen beantwortet werden. Blättern Sie also bitte *nicht* zurück, um vorher gegebene Antworten zu vergleichen.
5. Für alle Fragen ist eine Auswahl von Antworten vorgegeben. Kreuzen Sie bitte nur *eine* dieser Antworten an. Hinter einigen Fragen finden Sie anstelle der vorgegebenen Antworten eine Skala. Kreuzen Sie daran bitte den Ihnen richtig erscheinenden Punkt an.
6. Beantworten Sie bitte jede Frage so offen wie möglich. Sowohl Ihre Antworten als auch das Gesamtergebnis werden *streng vertraulich behandelt*.
7. Fühlen Sie sich bitte völlig frei, über jede Frage auch weitere Bemerkungen zu machen. Sie finden dafür jeweils Platz.

▨ **Fragen mit den zugehörigen Bewertungsziffern**

1. Wann würden Sie am liebsten aufstehen, wenn Sie völlig frei in Ihrer Tagesplanung wären und sich ausschließlich nach Ihrem persönlichen Gefühl richten könnten?

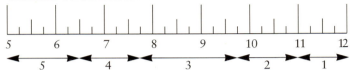

2. Wann würden Sie am liebsten zu Bett gehen, wenn Sie völlig frei in der Planung Ihres Abends wären und sich ausschließlich nach Ihrem persönlichen Gefühl richten könnten?

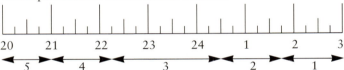

3. Wie weit sind sie davon abhängig, vom Wecker geweckt zu werden, wenn Sie am Morgen zu einer bestimmten Zeit aufstehen müssen?

Überhaupt nicht abhängig	☐ 4
Gelegentlich abhängig...	☐ 3
Ziemlich abhängig...	☐ 2
Ganz und gar abhängig..	☐ 1

4. Wie leicht fällt Ihnen das Aufstehen am Morgen unter normalen Bedingungen?

Sehr schwer .... ☐ 1
Ziemlich schwer .... ☐ 2
Ziemlich leicht.. ☐ 3
Sehr leicht.. ☐ 4

5. Wie wach fühlen Sie sich in der ersten halben Stunde nach dem morgendlichen Aufstehen?

Noch sehr schläfrig.. ☐ 1
Ein bißchen schläfrig .... ☐ 2
Ziemlich wach.. ☐ 3
Hellwach .... ☐ 4

6. Wie ist Ihr Appetit in der ersten halben Stunde nach dem morgendlichen Aufwachen?

Überhaupt kein Appetit .... ☐ 1
Wenig Appetit .... ☐ 2
Ziemlich guter Appetit... ☐ 3
Sehr guter Appetit.. ☐ 4

7. Wie müde fühlen Sie sich in der ersten halben Stunde nach dem morgendlichen Aufstehen?

Sehr müde.. ☐ 1
Etwas müde... ☐ 2
Einigermaßen frisch.. ☐ 3
Sehr frisch.. ☐ 4

8. Wenn Sie am nächsten Tag keinerlei Verpflichtungen haben, wann gehen Sie schlafen im Vergleich zu Ihrer üblichen Schlafenszeit?

Selten oder nie später... ☐ 4
Weniger als 1 Stunde später................................... ☐ 3
1–2 Stunden später.. ☐ 2
Mehr als 2 Stunden später...................................... ☐ 1

9. Sie haben sich entschlossen, an einem Training zur Körperertüchtigung teilzunehmen. Ihr Freund schlägt vor, dies zweimal wöchentlich 1 Stunde durchzuführen. Die beste Zeit für ihn sei morgens zwischen 7 und 8 Uhr. Wäre dies eine günstige Zeit für Sie?

Ich würde in guter Form sein................................. ☐ 4
Ich wäre in leidlich guter Form.............................. ☐ 3
Es würde mir schwer fallen.................................... ☐ 2
Es würde mir zu schwer fallen............................... ☐ 1

10. Wann sind Sie abends so müde, daß Sie schlafen gehen müssen?

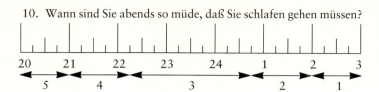

11. Für einen zweistündigen Test, der Sie geistig vollständig beanspruchen wird, möchten Sie auf dem Höhepunkt Ihrer Leistungsfähigkeit sein. Welchen der vier angegebenen Prüfungstermine würden Sie dafür wählen, wenn Sie völlig unabhängig in Ihrer Tageseinteilung wären und sich nur nach Ihrem eigenen Gefühl richten müßten?

8.00–10.00 Uhr	☐ 6
11.00–13.00 Uhr	☐ 4
15.00–17.00 Uhr	☐ 2
19.00–21.00 Uhr	☐ 0

12. Wie groß ist Ihre Müdigkeit, wenn Sie um 23.00 Uhr zu Bett gehen?

Ich bin sehr müde	☐ 5
Ich bin einigermaßen müde	☐ 3
Ich bin kaum müde	☐ 2
Ich bin überhaupt nicht müde	☐ 0

13. Aus irgendeinem Grunde sind Sie etliche Stunden später als gewöhnlich zu Bett gegangen. Es besteht keine Notwendigkeit, am nächsten Morgen zu einer bestimmten Zeit aufzustehen. Welche der vier angegebenen Möglichkeiten würde für Sie zutreffen?

Ich werde zur gewohnten Zeit wach und schlafe *nicht* wieder ein .... ☐ 4
Ich erwache zur gewohnten Zeit und döse dann weiter .... ☐ 3
Ich erwache zur gewohnten Zeit, schlafe aber wieder ein .... ☐ 2
Ich wache später als gewöhnlich auf .... ☐ 1

14. Sie müssen eines Nachts zwischen 4 und 6 Uhr eine Nachtwache halten. Am nächsten Tage haben Sie keinerlei Verpflichtungen. Welche der folgenden vier Möglichkeiten ist ihnen am angenehmsten?

Ich gehe erst nach der Nachtwache schlafen...................... ☐ 1
Ich mache vorher ein Nickerchen und schlafe nachher .... ☐ 2
Ich schlafe vorher gut und mache nachher ein Nickerchen .. ☐ 3
Ich schlafe vorher ganz aus .... ☐ 4

15. Sie müssen zwei Stunden lang schwere körperliche Arbeit verrichten. Welche der folgenden Zeitspannen würden Sie dafür wählen, wenn Sie völlig frei in ihrer Tagesplanung wären und sich nur nach Ihrem persönlichen Gefühl richten könnten?

8.00–10.00 Uhr .... ☐ 4
11.00–13.00 Uhr .... ☐ 3
15.00–17.00 Uhr .... ☐ 2
19.00–21.00 Uhr .... ☐ 1

16. Sie haben sich entschlossen, ein hartes körperliches Training durchzuführen. Ein Freund schlägt vor, dafür zweimal wöchentlich 1 Stunde zu verwenden. Seine beste Zeit wäre zwischen 22 und 23 Uhr. Wie günstig wäre nach Ihrem Gefühl diese Zeit für Sie?

Ja, ich wäre in guter Form... ☐ 1
Einigermaßen, ich wäre in annehmbarer Form................... ☐ 2
Ein bißchen spät, ich wäre schlecht in Form....................... ☐ 3
Nein, ich wäre dazu nicht fähig.. ☐ 4

17. Stellen Sie sich vor, Sie könnten Ihre Arbeitszeit frei wählen. Nehmen Sie an, Sie hätten (einschließlich Pausen) einen 5-Stunden-Tag und Ihre Arbeit wäre interessant und befriedigend. Wählen Sie *fünf zusammenhängende* Arbeitsstunden aus.

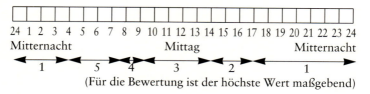

(Für die Bewertung ist der höchste Wert maßgebend)

18. Zu welcher Tageszeit sind Sie ganz „auf der Höhe"? (Kreuzen Sie bitte nur eine Stunde an!)

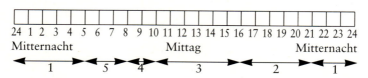

19. Man hört manchmal von „Morgenmenschen" und „Abendmenschen". Für welchen dieser Typen halten Sie sich?

Eindeutig ein Morgentyp .... ☐ 6
Eher ein Morgen- als ein Abendtyp .... ☐ 4
Eher ein Abend- als ein Morgentyp .... ☐ 2
Eindeutig ein Abendtyp .... ☐ 0

> *Punktwerte:*
>
> 69 stark ausgeprägter Morgentyp
> 59–69 schwach ausgeprägter Morgentyp
> 42–58 Indifferenztyp
> 31–41 schwach ausgeprägter Abendtyp
> 31 stark ausgeprägter Abendtyp

Fragebogen für Patienten mit Schlafstörungen

1. Seit wann leiden Sie unter Schlafstörungen?
Anzahl der Wochen _____ Monate _____ Jahre _____

Art der Schlafstörungen:

2. Fällt Ihnen das Einschlafen schwer? ja ☐ nein ☐

3. Wachen Sie nachts mehrfach auf und können kaum wieder einschlafen? ja ☐ nein ☐

4. Wachen Sie morgens zu früh auf? ja ☐ nein ☐

5. Wie lange dauert es bis Sie einschlafen? _____ Minuten

6. Wie häufig erwachen Sie nachts? _____ mal

7. Wann wachen Sie meist morgens auf? _____ Uhr

8. Können Sie nach zu frühem Erwachen wieder einschlafen? ja ☐ nein ☐

9. Wie lange schlafen Sie pro Nacht? _____ Stunden

10. Mit wieviel Stunden Schlaf pro Nacht wären Sie zufrieden? _____ Stunden

Schlafgewohnheiten:

11. Um wieviel Uhr gehen Sie in der Regel zu Bett? _____ Uhr

12. Um wieviel Uhr stehen Sie in der Regel auf? _____ Uhr

13. Um wieviel Uhr nehmen Sie abends die letzte Mahlzeit ein? _____ Uhr

14. Halten Sie meist einen Mittagsschlaf? ja ☐ nein ☐

15. Wenn ja, von wann bis wann? von _____ bis _____ Uhr

16. Welches ist ihre letzte Beschäftigung vor dem Einschlafen?
_____

17. Arbeiten Sie im Schichtdienst? ja ☐ nein ☐

18. Wenn ja, in welchem Rhythmus? _____

19. Schlafen Sie in der Regel allein? ja ☐ nein ☐

20. Wird ihr Schlaf gestört durch   Licht ☐   Lärm ☐   Kälte ☐ andere Störfaktoren? _____

21. Haben sich ihre Schlafgewohnheiten in der letzten Zeit geändert? ja ☐ nein ☐

22. Wenn ja, in welcher Weise? _____

23. Was tun Sie, um leichter einzuschlafen?
_____

24. Was tun Sie, um tagsüber wach zu bleiben?
_____

25. Wie viele Nächte im vergangenen Monat würden Sie als gut _____ oder schlecht _____ einstufen?

26. Vor Auftreten der Schlafstörung würden Sie sich betrachten als:
guter Schläfer ☐   mäßiger Schläfer ☐   schlechter Schläfer ☐
Morgentyp ☐   Mischtyp ☐   Abendtyp ☐

27. Kreuzen Sie bitte für Sie zutreffende *nächtliche Beschwerden* an:

Schnarchen (evtl. vom Partner berichtet) .... ☐
Atempausen (evtl. vom Partner berichtet) .... ☐
Schmerzen .... ☐
wenn ja, wo _____
unbemerktes Wasserlassen im Schlaf .... ☐
Bewegungsunfähigkeit trotz Wachsein .... ☐
nächtliches Sodbrennen .... ☐
schmerzhafte nächtliche Peniserektion .... ☐
Unruhe in den Beinen .... ☐
Mißempfindungen, Kribbeln in Armen oder Beinen .... ☐
Sind die Beschwerden menstruationsabhängig?   ja ☐   nein ☐
Alpträume .... ☐
Zähneknirschen .... ☐
nächtliches Schlafwandeln .... ☐
nächtliche Kopfschmerzen .... ☐
häufiges Herumwälzen .... ☐
blutiger Urin .... ☐
plötzliche Angstzustände nachts .... ☐
unwillkürliche Muskelzuckungen .... ☐

28. Kreuzen Sie bitte für Sie zutreffende *Beeinträchtigungen am Tage* an:

Tagesschläfrigkeit .... ☐
ungewolltes Einnicken .... ☐
Nervosität .... ☐
Nachlassen der Leistungsfähigkeit .... ☐
Angst vor der kommenden Nacht .... ☐
Hitzewallungen .... ☐
Störungen beim Wasserlassen .... ☐
Störungen beim Stuhlgang .... ☐
fehlendes Gefühl des Erholtseins .... ☐
Abgespanntheit .... ☐
Verstimmtheit .... ☐
Konzentrationsmangel .... ☐
Schweißausbrüche .... ☐

Kopfschmerzen .... ☐
Nachlassen des sexuellen Bedürfnisses .... ☐

29. *Genußmittel?*
Kaffee ja ☐ nein ☐
wieviel Tassen/Tag _____ zuletzt um _____ Uhr
Tee ja ☐ nein ☐
wieviel Tassen/Tag _____ zuletzt um _____ Uhr
Alkohol ja ☐ nein ☐
wieviel Gläser Bier oder Wein/Tag _____ zuletzt um _____ Uhr
Nikotin ja ☐ nein ☐
wieviel Zigaretten/Tag _____ zuletzt um _____ Uhr

30. Nehmen Sie regelmäßig *Schlafmittel* ein? ja ☐ nein ☐
Medikamente und Dosis _____
Über welchen Zeitraum?
Anzahl der Wochen _____ Monate _____ Jahre _____

31. Nehmen Sie regelmäßig *andere Medikamente* ein?
 ja ☐ nein ☐
wenn ja, welche? _____

32. Leiden Sie an folgenden *Krankheiten*?
Schilddrüsenerkrankung ☐   Nierenerkrankung ☐
Lungenerkrankung ☐   Herzerkrankung ☐
andere: _____

33. Sind in ihrer Familie *Schlafstörungen* bekannt?
 ja ☐ nein ☐
wenn ja, welche Angehörige sind betroffen? _____

34. Sind in ihrer Familie *psychische Leiden* bekannt?
 ja ☐ nein ☐
wenn ja, wer ist betroffen? _____
welche Erkrankung liegt vor? _____

35. Wieviel Ärzte haben Sie wegen Ihrer Schlafstörung bereits aufgesucht? _____

36. Welchen Beruf üben Sie aus? _____

37. Leben Sie: alleine ☐ oder mit Partner ☐

38. Welchen Hobbys gehen Sie nach? _____

39. Befinden Sie sich derzeit in einer
besonderen Belastungssituation?   ja ☐   nein ☐
wenn ja, welcher Art? _____

Berlin – Frankfurt – Tagesmüdigkeitssymtombogen

Name:

Tag: Uhrzeit:

Bitte beurteilen Sie den momentanen Grad Ihrer Müdigkeit

Markieren Sie bitte Ihre Müdigkeit zunächst mit einem Kreuzchen auf dieser Linie:

sehr wach _____ sehr müde

Beantworten Sie bitte danach, ob eine der folgenden Empfindungen auf Sie zutrifft:

Schweregefühl im Kopf	ja ☐	nein ☐
Tränen der Augen	ja ☐	nein ☐
Schwere der Augenlieder	ja ☐	nein ☐
Schweregefühl in den Beinen	ja ☐	nein ☐
Allgemeine Kraftlosigkeit	ja ☐	nein ☐
Frösteln	ja ☐	nein ☐
Geräuschempfindlichkeit	ja ☐	nein ☐
Gähnen	ja ☐	nein ☐
Interesselosigkeit	ja ☐	nein ☐
Konzentrationsmangel	ja ☐	nein ☐
Reizbarkeit	ja ☐	nein ☐
Herabgesetzte Kommunikationsbereitschaft	ja ☐	nein ☐
Bewegungsdrang	ja ☐	nein ☐
Andere Empfindungen	ja ☐	nein ☐

Literatur

(* Als weiterführende Literatur zu empfehlen)

American Psychiatric Association (1987) Diagnostisches und statistisches Manual psychischer Störungen (DSM-III-R). Deutsche Bearbeitung und Einführung von Wittchen HK, Saß H, Zaudig M, Köhler K, Beltz, Weinheim.

American Sleep Disorders Association (1990) The International Classification of sleep disorders: diagnostic and coding manual. Thorpy MC (chairman). Diagnostic steering committee. Rochester, Minnesota.

Aschoff J (1960) Exogenous and endogenous components in circadian rhythms. Cold Spring Harbour Symposium of quantitative Biology. 25:11–28.

Aserinsky E, Kleitman N (1953) Regularly occurring periods of eye motility, and concomitant phaenomena, during sleep. Science 118:273–274.

Association of Sleep Disorders Centers (1979) Diagnostic classification of sleep in arousal disorders. Sleep 2.

Beck AT (1992) Kognitive Therapie der Depression. Urban & Schwarzenberg, München.

Berger H (1929) Über das Elektroenzephalogramm des Menschen. Archiv für Psychiatrie und Nervenkrankheiten 87:527–570

Berger M (Hrsg.) (1992) Handbuch des normalen und gestörten Schlafes. Springer, Berlin Heidelberg New York.*

Bootzin RR, Epstein O, Wood JM (1991): Stimulus control instructions. In: Hauri PJ (ed.): Case studies in insomnia. Plenum Medical Book Company, New York, London,

Borbely AA (1980) Sleep circadian rhythm versus recovery process. In: Koukkou M, Lehmann D, Angst J (eds.): Functio-

nal states of the brain: Their determinants. Elsevier, Amsterdam, pp151–161.
Borbely AA (1982) A two process model of sleep regulation. Human Neurobiology 1:195–204.
Borbely AA (1987) Das Geheimnis des Schlafes. dtv, München.
Broughton R, (1980): Childhood sleepwalking, sleep terrors and seizures nocturna: Their pathophysiology and differentiation from nocturnal epileptic seizures. In: Sleep, 1978. Karger Verlag, Basel, S.103–111
Czeisler CA, Kronauer RE, Johnson MP, Allan JS, Johnson TS, Dumont M (1989). Action of light on the human circadian pacemaker: Treatment of patients with circadian rhythm sleep disorders. In: Horne J (ed.) Sleep '88. Gustav Fischer, Stuttgart, pp 42–47.
Czeisler CA, Moore-Ede M, Coleman RM (1982) Rotating shift work schedules that disrupt sleep are improved by applying circadian principles. Science 217:460–463.
Dement W, Kleitman N (1957) Cyclic variations in EEG during sleep and their relation to eye movements, body motility and dreaming. Journal of Electroencephalography and Clinical Neurophysiology 9:673–690.
Foulkes D (1985) Dreaming: A cognitive-psychological analysis. Lawrence Erlbaum Associates, Publishers, New Jersey
Freud S (1972, 1900). Die Traumdeutung. Gesamtwerk Band II, Fischer, Frankfurt.
Graeber RC (1986) Sleep and wakefulness in international aircrews. A cooperative study. Aviation Space Enviromental Medicine 57 (Suppl. 12): B1–B64.
Hajak G, Rüther E, Hauri PJ (1992) Insomnie. In: Berger M (Hrsg.) Handbuch des normalen und gestörten Schlafes. Springer, Berlin Heidelberg New York, S 67–120.
Hartmann E (1976) The functions of sleep. Yale University Press, New Haven, Connecticut.
Hauri PJ (1991) Case studies in insomnia. Plenum Medical, New York London.*
Hobson A (1988) The dreaming brain. Basic Books, New York*
Hoddes E, Dement WC, Zarcone V (1972): The development and use of the Stanford Sleepiness scale (sss). Psychophysiology 9:150
Hohagen F, Rink K, Schramm E, Riemann D, Weyerer S, Berger M (1992) Schlafstörungen in der Allgemeinpraxis. In: Rüt-

her E, Engfer A, Hajak G (Hrsg.) Prinzipien und Praxis der Schlafmedizin. MMV Verlag, München, S15–33.

Horne J (1988) Why we sleep. Oxford University Press, Oxford.

Horne JA, Oestberg O (1976) A self-assessment questionnaire to determine morningness-eveningness in human circadian rhythms. International Journal of Chronobiology 4:97–110.

Kales A, Kales JD (1984) Evaluation and treatment of insomnia. Oxford University Press, New York.

Kemper J, Zulley J (1994) Gestörter Schlaf im Alter. MMV Medizin Verlag, München.*

Kleitman N (1963) Sleep and wakefulness. University Press, Chicago.

Knauth P, Rutenfranz J (1992) Schlafstörungen bei Verschiebungen des Schlaf-Wach-Rhythmus. In: Berger M (Hrsg.) Handbuch des normalen und gestörten Schlafes. Springer, Berlin, Heidelberg, New York, S 219–243.

Knauth P, Schönfelder E (1990) Effects of a new shift system on the social life of shiftworkers. In: Costa G, Cesana G, Kogi K, Wedderburn A (eds.) Shiftwork: health, sleep and performance. Peter Lang, Frankfurt, S 537–545.

Kohlschütter E (1863) Messungen zur Festigkeit des Schlafes. Zeitschrift für Rationelle Medizin 17:209–253.

Kripke DF, Simons RN, Garfinkel L, Hammond C (1979) Short and long sleep and sleeping pills. Archives of General Psychiatry 36:103–116.

Langen D (1969): Gestufte Aktivhypnose. 3. Auflage. Georg Thieme Verlag, Stuttgart

Lavie P (1986) Ultrashort sleep-waking schedules. III. Gates and »forbidden zones« for sleep. Journal of Electroencephalography and Clinical Neurophysiology 63:414–425.

Linden M, Hauzinger M (1994) Verhaltenstherapie. Springer, Berlin Heidelberg New York.

Loomis A, Harvey E, Hobart G (1937) Cerebral states during sleep, as studied by human brain potentials. Journal of Experimental Psychology 21:127–144.

Lund R, Clarenbach P (1992) Was ist gesichert in der Therapie? Schlafstörungen – Klassifikation und Behandlung. Arcis Verlag, München.

Marks I (1993) Ängste. Springer, Berlin Heidelberg New York.

Meddis R, Pearson A. Langford G (1973) An extreme case of healthy insomnia. Journal of Electroencephalography and Clinical Neurophysiology 35:213–214.

Meier-Ewert KH (1989) Tagesschläfrigkeit. Edition Medizin, Weinheim New York. S.268-301

Oswald I (1962) Sleeping and Waking. Physiology and psychology. Elsevier, Amsterdam.

Pelayo RP, Thorpy MJ, Glovinsky P (1988) Prevalence of delayed sleep phase syndrome among adolescents. Sleep Research 17:392.

Peter JH, Faust M, Penzel T, Podszus T, Schneider H, Weber K, von Wichert P (1992): Atmung und Schlaf. Schlafbezogene Atmungsstörungen. In: Berger, M. (Hrsg.): Handbuch des normalen und gestörten Schlafes. Springer Verlag. Berlin, Heidelberg,

Rechtschaffen A, Kales A (1968) A manual of standardized terminology, techniques and scoring system for sleep stages of human subjects. US Goverment Printing Office, Public Health Service, Washington D.C.

Rühle KH (1987) Schlaf und gefährdete Atmung. Thieme, Stuttgart New York.*S.19-29

Schenck CH, Bundlie, S.R., Ettinger, M.G., Manowald, M.W. (1986) Chronic behavioral disorders of human REM sleep. A new category of parasomnias. Sleep 9:293–308

Schulz H (1988) Schlafforschung. In: Kisker K, Lauter H, Meyer JE, Müller C, Strömgren E (Hrsg.) Psychiatrie der Gegenwart, Band 6. Springer, Berlin Heidelberg New York, S 402–442.

Schulz H, Volk S, Yassouridis A (1991) Measuring tiredness by symptoms. Sleep Research 20A:515.

Steinberg R, Hippius H, Nedopil N, Rüther E (1984) Aspekte der Schlafforschung. Nervenarzt 55:461–470.

Strauch I, Meier B (1992) Den Träumen auf der Spur. Hans Huber, Bern.*

Thorpy MJ (1990) Handbook of sleep disorders. Dekker, New York Basel.*

Volk S, Bauer-Mohr I, Pflug B (1994) Effektivität und Akzeptanz einer Schlafambulanz. Münchner Medizinische Wochenschrift 18:271–274.

Wever R (1979) The circadian system of man. Springer, New York.

Zulley I, Bailer I. (1989) Polyphasic sleep/wake patterns and their significance to vigilance. In: Leonhard JP (ed.) Vigilance: methods, models, and regulation. Peter Lang, Frankfurt, pp 167–180.

Abbildungsnachweis

3	Schulz H (1988)
5	Foto: Edgar Finzel
7	Berger H (1992)
13,28	Foto: Madaus Schwarzer
15,16,25	Foto: S. von Nessen
19,30	Foto: Dr. Wilfried Köhler
31	Hans Baluschek, Peterchens Mondfahrt, VG Bild-Kunst, Bonn 1995
	Fragebogen »Sind Sie ein Morgen-oder Abendtyp?« G. Hildebrandt, Biologische Rythmen und Arbeit, Springer, Wien, New York (1976)

Sachverzeichnis

A
Abendtypen 20, 21
Aktivhypnose 111
Alkohol 1, 85, 88, 120, 155, 186
Alpträume 6, 163, 171–174
Amphetamine (s. Psychopharmaka) 140, 141
Angina pectoris 78
Angst 37, 59, 73, 163, 170–174, 177, 178
Antidepressiva (s. Psychopharmaka) 6, 91, 92, 98, 141, 169, 170, 173, 175
Antihistaminika (s. Psychopharmaka) 90
Apnoescreening 43–46
Appetitzügler (s. Psychopharmaka) 140
Asthma 78
Atemgeräusch 45
Atemregulationsstörungen (s. Schlafapnoe) 34, 35, 43
Atemstillstände (s. Schlafapnoe) 51, 116, 120
Atmung 11, 49
Atmungsaufnehmer 49
Aufwachschwelle (s. Aufweckschwelle) 61, 183
Aufweckschwelle 4, 16, 61, 183
Augenbewegungen 6, 7, 49, 74, 124
Autogenes Training 56, 57, 69, 70, 110, 111

B
Baldrian (s. Pflanzenheilmittel) 70
Belastungssituation 56, 66, 65
–Arbeits- 66
–psychische 59, 68
Benzodiazepine (s. Psychopharmaka) 77, 85–90, 126, 148
Bewegungsaufnehmer (s. Ruhe-Aktivitätsaufnehmer) 159
Bewegungsfühler 49, 158
Blutdruck 11
Bluthochdruck 119, 124

C
n-CPAP 127–129

D
Dauerschläfrigkeit 142

Depression 56, 60, 73–76, 143, 144, 184
Diabetes 78, 185
Dopamin (s. Psychopharmaka) 148
Dosistappering 97
DSIP 93

E
Einschlafattacken 131
Einschlafbereitschaft 27
Einschlafdauer 29, 55, 184
Einschlafrituale 177-181
Einschlafzuckungen 174
Eisenmangel 147
Elektroden 8, 47–49, 51
Elektrosmog 63
Elternbelastung 181
Elternberatung 181
Entspannungsverfahren 56, 73, 108–112
Ephedrin 140
Epilepsie 167
Erbfaktoren 16
Ereignisse, traumatische 172–174
Erholungsfunktion 24–26
Ernährung 64, 65, 139, 156, 179, 180, 186
Esmarch-Prothese 127
Erwachen, frühzeitiges (s. Früherwachen) 60, 74

F
Faktor C 27
Faktor S 26
Früherwachen 37, 60, 74, 75, 87, 88, 180, 181

G
Gedächtnis 24
Gedankenstopptraining 106, 107
Gesamtschlafdauer (s. Schlafdauer) 15
Gesamtschlafzeit (s. Schlafdauer) 41

H
Halluzinationen, hypnagoge 131, 133, 141
Handlungen, automatische 131, 132
Hang over 85, 86, 88, 89
Herz-Rhythmus-Störung 78, 91, 119
Herzfrequnez 11, 12, 22, 45
Herzmuskelschwäche 78, 125
Herzschwäche (s. Herzmuskelschwäche) 78
Hirnabbauerkrankungen 76-78, 185
Hirndurchblutung 12
Hirnstromkurve (s. Hirnstromkurvenbild) 43, 49
Hirnstromkurvenbild 10, 43, 49, 122, 146, 167
Hirntätigkeit 4, 5, 7, 8, 10
Hopfen (s. Pflanzenheilmittel) 70, 83, 84
Hormone 12, 25
Hypnogramm 71, 148
Hypnose 169

I
Innere Uhr 25
Instruktion 67, 72, 102-104, 107, 108
– paradoxe 72, 107, 108
– Selbst- 67

– Stimulus-Kontroll-Intervalltherapie 102–104, 89

J
Jet lag 28, 154–157
Johanniskraut (s. Pflanzenheilmittel) 82–84
Juckreiz 185

K
K-Komplexe 10
Kinder 14, 176–181
Klima 62
Knirscherschienen 174
Körpertemperatur 12, 20, 26, 27, 159
Kurzschläfer 17–19

L
Lachschlag (s. Tonusverlust, affektive) 132
Langschläfer 17–19
Lärm 61, 68, 151, 154, 178, 180
Leichtschlafstadien 10, 12, 146
Leukozyten-Antigen, humanes 134
Lichttherapie 67, 143, 161, 162, 186

M
Melatonin 93, 94, 157
Melisse (s. Pflanzenheilmittel) 83, 84
Mittagsschlaf 14, 16, 22, 41, 138, 183, 186
Morgentypen 20, 21, 151
Muskelentspannung, progressive 109, 153
Muskelkrämpfe 37

Muskelspannung 8, 10, 49, 70, 124
Muskelzuckung 147

N
Nachtschicht (s. Schichtarbeit) 22, 150, 151
Narkolepsie 56, 130–142
Narkose 125
Nickerchen (s. Mittagsschlaf) 1, 138, 186
Nierenerkrankung 78
Non-REM-Hypersomnie 42
Non-REM-Schlaf 7, 120, 134, 139, 142
Non-REM-Stadien (s. Non-REM-Schlaf) 7

O
Opiate (s. Psychopharmaka) 149

P
Parkinson-Erkrankung 147, 185
Planzenheilmittel 70, 81–84
Polygraph 8
Psychoanalyse 5
Psychopharmaka 76–78, 85–90, 91, 92, 98, 126, 140, 141, 146, 148, 149
Psychotherapie 171, 172
Pulsoximeter 124

R
REM-Schlaf 5, 10–15, 17, 24, 61, 74, 121, 122, 124, 133, 134, 136, 142, 173
REM-Schlaf-Latenz 136, 137
REM-Schlaf-Phase 10
REM-Schlaf-Stadien 7
REM-Schlaf-Träume 6

REM-Schlaf-Verhaltens-
  störung 175
Restless-legs-Syndrom
  145–149, 184
Rheuma 185
Rhythmus, circadianer 12,
  183
Rhythmus, Müdigkeit 26
Rhythmus, ultradianer 23
Rückenschmerzen 63
Ruhe-Aktivitäts-Aufnehmer
  52, 159

S
Sauerstoffentsättigung 122
Sauerstoffsättigung 45, 12,
  124
Sauerstoffwerte 121
Schädel-Hirn-Verletzungen
  143
Schichtarbeit 20, 22,
  150–154
Schilddrüsenüberfunktion 78
Schlafapnoe 34, 35, 43, 46,
  51, 56, 78, 114–130, 146,
  182, 184, 185
Schlafarchitektur (s. Schlaf-
  struktur) 15, 85, 153
Schlafbedürfnis 16, 26, 27
Schlafbeginn 27
Schlafbegrenzung 105, 106
Schlafdauer 15–17, 27, 41
Schlafdefizit 28, 106, 150,
  168
Schlafdruck 108, 170
Schlafedukation 98, 100,
  101
Schlafhygiene 65, 66, 101,
  185, 186
Schlafkalender 179
Schlaflabor 35, 46–51, 71,
  100, 149, 153, 167, 184

Schlaflähmung 131, 132,
  141
Schlaflatenztest, multipler 54,
  55, 137
Schlafmittel 41, 56, 57, 59,
  69–71, 79–94, 185, 186
Schlafmittelabhängigkeit 80,
  81, 90, 94–100
Schlafmuster 168
Schlafphasen 14
Schlafphasenstörung 158
Schlafprofil 16, 51, 71, 123,
  166
Schlafqualität 61
Schlafschwelle 23
Schlafspindeln 10, 76
Schlafstadium 8, 10
Schlafstruktur 15, 49, 85,
  124, 153, 168
Schlaftabletten (s. Schlaf-
  mittel) 69, 71, 155, 156
Schlaftagebuch 41, 42, 71,
  98, 104, 105, 108, 159
Schlaftemperatur 61
Schlafwandeln 56, 163–169
Schlafzyklen 10, 12
Schlaganfall 125
Schmerzen 78, 79
Schnarchen 34, 37, 49, 114,
  118, 120, 121
Schrecklähmung (s. Tonusver-
  lust, affektiver) 139, 141
Schwangerschaft 147
Selbsthilfeeinrichtungen
  130, 137
Streßmanagement 72
Sundowning-Syndrom 76

T
L-Tryptophan 93
Tagesbefindlichkeit 29, 60

Tagesmüdigkeit 25, 41, 42, 127, 130, 137, 140, 141, 145–147, 184
Tagesschläfrigkeit 46, 55, 113-116, 119, 142
Tagschlaf 23, 154
Theophyllin 126
Tiefenentspannung (s. Yoga) 112
Tiefschlaf 11, 16, 17, 26, 27, 61, 166, 167
Tiefschlafanteil 15, 85, 123, 183
Tiefschlafphase 10, 76
Tonusverlust, affektiver 131, 132, 139, 141
Transatlantikflüge (s. Jet lag) 28
Trauer 66
Traum 5–7, 61, 42, 43
Trauminhalt (s. Traum) 42
Trugwahrnehmungen (s. Halluzinationen, hypnagoge) 131

U
Überdruckbeatmung (s. n-CPAP) 127
Übergewicht 115, 119
Unfallrisiko 124

V
Verhaltenstherapie 76
Vitamin B12 186
Vollmond 63

W
Wachzustand 5
Weckreiz 11
Weckschwelle (s. Aufweckschwelle) 16
Wetterfühligkeit 62

Y
Yoga 72, 111, 112, 157, 169

Z
Zähneknirschen, nächtliches 41, 174

1994. XVIII, 344 S.
98 Abb., 3 in Farbe
Brosch. **DM 29,80**;
öS 232,50; sFr 29,80
ISBN 3-540-57897-8

▼

▲

1994. VI, 159 S.
24 Abb.
Brosch. DM 29,80;
öS 232,50; sFr 29,80
ISBN 3-540-57902-8

▲

1994. XIII, 199 S.
77 Abb., 16 in Farbe
Geb. **DM 39,80**;
öS 310,50; sFr 39,80
ISBN 3-540-57101-9

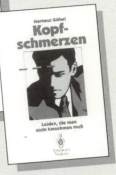

1994. XI, 247 S.
48 Abb., 24 in Farbe
Brosch. **DM 34,80**;
öS 271,50; sFr 34,80
ISBN 3-540-57898-6

▼

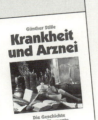

◄

1994. IX, 181 S.
22 Abb., 13 in Farbe
Brosch. **DM 29,80**;
öS 232,50; sFr 29,80
ISBN 3-540-57900-1

 Springer

Preisänderungen vorbehalten

Tm.BA94.11.8

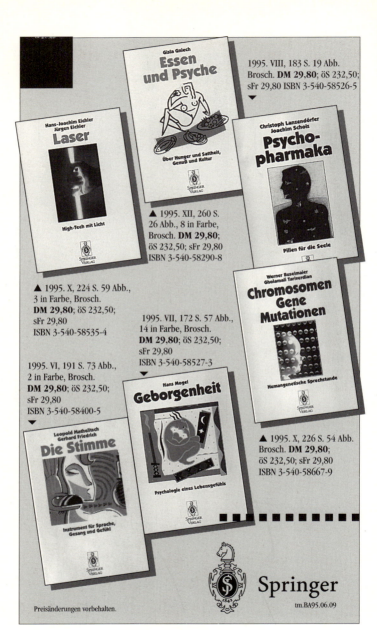

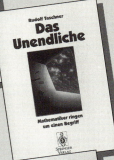

1995. Etwa 200 S. 41 Abb.
Brosch. **DM 29,80**;
öS 217,60; sFr 29,80
ISBN 3-540-59093-5

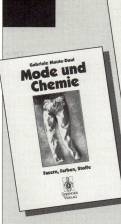

▲ 1995. IX, 173 S.
26 Abb. Brosch.
DM 29,80;
öS 217,60; sFr 29,80
ISBN 3-540-59299-7

▲ 1995. Etwa 170 S.
51 Abb., 4 in Farbe, 8 Tab.
Brosch. **DM 29,80**;
öS 217,60; sFr 29,80
ISBN 3-540-59112-5

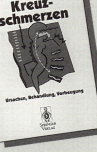

2., verb. Aufl. 1995. Etwa
185 S. 21 Abb., 17 Tab.
Brosch. **DM 29,80**;
öS 217,60; sFr 29,80
ISBN 3-540-59320-9

1995. Etwa 180 S.
31 Abb., 4 in Farbe, 8 Tab.
Brosch. **DM 29,80**;
öS 217,60; sFr 29,80
ISBN 3-540-59019-6

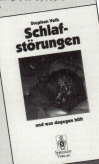

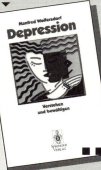

▲ 1995. X, 168 S. 45 Abb.,
4 in Farbe, Brosch.
DM 29,80; öS 232,50;
sFr 29,80
ISBN 3-540-58669-5

Springer

Preisänderungen vorbehalten.

tm.BA95.06.09